中华医学健康科普工程

再见吸烟君
吸烟危害健康70问

主 编 王 辰 肖 丹

中華醫學電子音像出版社
CHINESE MEDICAL MULTIMEDIA PRESS
北 京

图书在版编目（CIP）数据

再见吸烟君：吸烟危害健康70问/王辰，肖丹主编. —北京：中华医学电子音像出版社，2021.4

ISBN 978-7-83005-197-6

Ⅰ. ①再… Ⅱ. ①王… ②肖… Ⅲ. ①戒烟－问题解答 Ⅳ. ①R163.2-44

中国版本图书馆CIP数据核字（2021）第038812号

扫码免费观看
本书配套视频

再见吸烟君：吸烟危害健康70问
ZAIJIAN XIYANJUN：XIYAN WEIHAI JIANKANG 70 WEN

主　　编：王　辰　肖　丹
策划编辑：史仲静
责任编辑：宫宇婷
校　　对：马思志
责任印刷：李振坤
出版发行：中华医学电子音像出版社
通信地址：北京市西城区东河沿街69号中华医学会610室
邮　　编：100052
E-Mail：cma-cmc@cma.org.cn
购书热线：010-51322677
经　　销：新华书店
印　　刷：北京云浩印刷有限责任公司
开　　本：850mm×1168mm　1/32
印　　张：3.875
字　　数：90千字
版　　次：2021年4月第1版　2021年4月第1次印刷
定　　价：30.00元

内容提要

本书由中日友好医院、国家呼吸医学中心、国家呼吸系统疾病临床医学研究中心、中国医学科学院呼吸病学研究院及世界卫生组织戒烟与呼吸疾病预防合作中心的多位戒烟专家对吸烟的常见危害和戒烟问题进行梳理，选取最具代表性的问题，结合笔者的临床经验，以问答的形式为读者提供科学的解答，编写视角新颖，科学性、权威性、实用性强，适合大众，尤其是吸烟人群阅读。

编委会

主　编　王　辰　中国医学科学院北京协和医学院/首都医科大学

　　　　　肖　丹　中日友好医院

副主编　刘　朝　中日友好医院

编　委（按姓氏笔画排序）

　　　　　王　辰　中国医学科学院北京协和医学院/首都医科大学

　　　　　刘　朝　中日友好医院

　　　　　李劲萱　中日友好医院

　　　　　肖　丹　中日友好医院

　　　　　陈文丽　中日友好医院

　　　　　秦　瑞　中日友好医院

　　　　　崔紫阳　中日友好医院

　　　　　魏肖文　中日友好医院

前 言

吸烟危害健康是不争的医学事实。我国是全球最大的烟草生产国和消费国，也是最大的烟草受害国。最新的调查数据显示，我国15岁及以上人群的吸烟率为26.6%，吸烟人数逾3亿，每年约有100万人死于吸烟导致的疾病。

如何减少吸烟的危害？中华人民共和国中央人民政府高度重视控烟工作，尤其是中国共产党第十八次全国代表大会以来，以习近平同志为核心的党中央坚持以人民为中心的发展思想，把人民健康放在优先发展的战略地位，提出了新时期卫生健康工作方针。2016年，中共中央、国务院发布《“健康中国2030”规划纲要》，明确要求“到2030年，15岁以上人群吸烟率降低到20%”。

然而，由于各种原因，公众对烟草危害的认识仍不够充分，对吸烟危害健康知识的知晓率仍处于较低水平，同时存在诸多思想上和观念上的误区。

为此，基于权威的科学研究证据、我国吸烟人群的特点及我国独有的社会环境因素，在言而有据的前提下，我们汇集70个常见问题，深入浅出地讲解吸烟有害健康的科学依据及严重后果，同时为戒烟者提供有效且切实可行的戒烟方法和技巧。我们相信，传播前沿、科学和可靠的吸烟危害健康知识可以引导大众认识到“吸烟为致病之首恶，控烟为防病之首善”，进而参与控烟行动，共建无烟中国。

由于编写水平有限，加之时间仓促，本书难免有不尽如人意或欠妥之处，希望读者给予批评指正。

王　辰　肖　丹

2021年2月5日

目　录

第1章　吸烟的危害

第2章 戒 烟

第1章

吸烟的危害

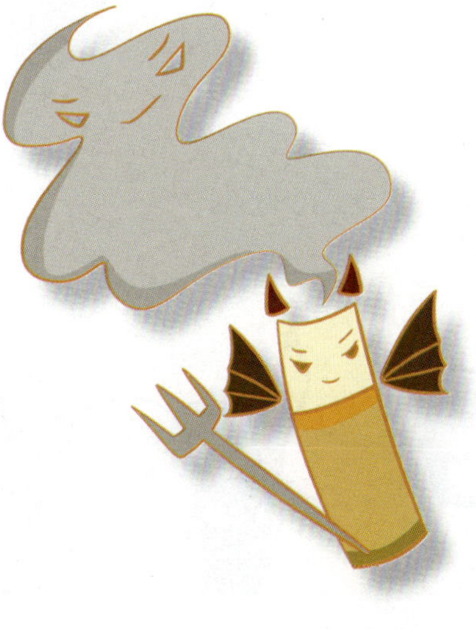

1. 吸烟有哪些危害?

吸烟有害健康是毋庸置疑的。据统计，烟草每年使800多万人失去生命，其中有700多万人属于直接使用烟草，有约120万人属于接触二手烟的非吸烟者。我国是全球最大的烟草生产国、消费国及受害国，每年因吸烟相关疾病死亡的人数超过100万，如果对吸烟的流行状况不加以控制，那么至2050年，这一数字将突破300万。《中国吸烟危害健康报告》和《美国卫生总监报告》均充分证实，吸烟对健康有巨大危害。那么吸烟到底会对身体造成哪些危害?

烟草燃烧产生的烟雾中含有7000余种化学成分，目

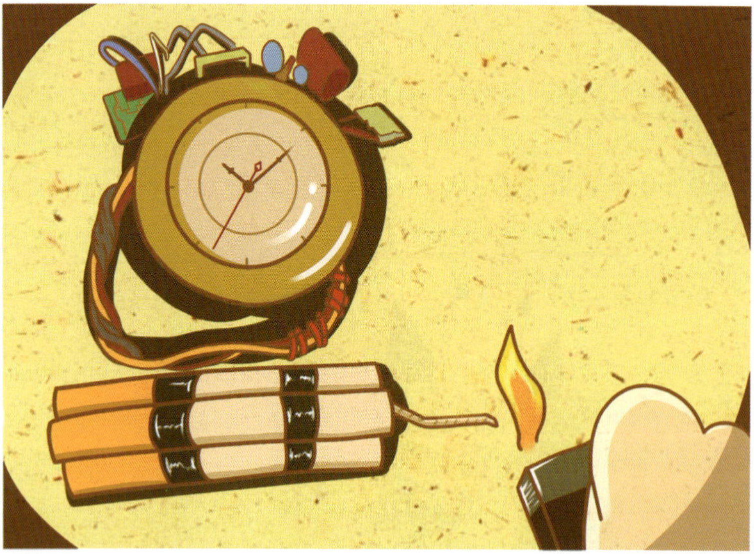

前已发现数百种成分对人体有害，包括至少69种致癌物（如稠环芳香烃、N-亚硝基胺类物质、芳香胺类物质、甲醛、1,3-丁二烯等）、多种有害气体（如一氧化碳、一氧化氮、氨、硫化氢、氰化氢等）、多种重金属和放射性物质（如镉、铅、汞、钴、锑、铊、铅-210、钋-210等）及导致烟草依赖的尼古丁。

大量研究已经证明：①吸烟对呼吸道的免疫功能、肺部结构和肺功能均会造成损害，导致多种呼吸系统疾病。②烟草中的致癌物质会使身体的DNA发生突变，最终导致肺癌、口腔癌、鼻咽癌、食管癌、胃癌、肝癌、卵巢癌等多种恶性肿瘤。③吸烟会损伤血管内皮功能，导致动脉粥样硬化改变，使血管腔变窄，动脉血流受阻，引发多种心脑血管疾病。④吸烟使拮抗胰岛素的激素分泌增加，影响细胞胰岛素信号转导蛋白的合成，抑制胰岛素生成，导致糖尿病。⑤吸烟会损伤人体的性功能和生殖功能，孕妇吸烟可能会导致早产、流产，甚至死胎。总之，烟草几乎可以损伤人体的所有器官。

此外，还有充分的证据说明，相比于普通卷烟，所谓的“低焦油卷烟”“中草药卷烟”“茶烟”等，并不会降低吸烟带来的危害。只要吸烟，就有害健康，无害的烟草制品是不存在的。

请大家相信科学，远离烟草危害，还自己健康。

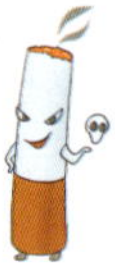

2. 二手烟的危害知多少?

不吸烟者就不用担心烟草危害了吗?不,还有二手烟!

二手烟是指由吸烟者在吸烟过程中吐出的主流烟草烟雾和从卷烟或其他可燃吸烟草制品燃烧时散发出的侧流烟草烟雾所组成的弥散于空气中的一种混合物。因为二手烟中同样含有数百种有毒的化学物质,包括致癌物、重金属、烟草特有的亚硝胺和多环芳烃等,导致不吸烟者暴露于二手烟时同样会增加多种吸烟相关疾病的发生风险。有充分的证据说明,二手烟暴露可以导致肺癌、烟味反感、鼻部刺激症状和冠心病等。二手烟暴露对孕妇及儿童健康造成的危害尤为严重。有研究表明,孕妇暴露于二手烟中可以导致婴儿猝死综合征和胎儿出

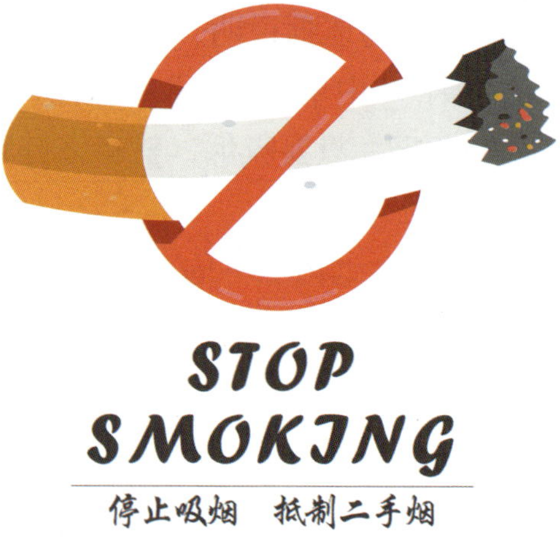

生体重降低，以及早产、新生儿神经管畸形和唇腭裂。还有充分的证据说明，儿童暴露于二手烟中会导致呼吸道感染、支气管哮喘、肺功能下降、急性中耳炎、复发性中耳炎及慢性中耳积液等疾病。

需要强调的是，二手烟暴露并没有所谓的“安全水平”，即短时间暴露于二手烟中也会对健康造成危害，即使使用排风扇、空调等通风装置，也无法完全避免非吸烟者吸入二手烟，故室内完全禁止吸烟是避免危害健康的唯一有效方法。

请大家一起努力，拒绝二手烟，创建无烟环境！

3. 吸烟会导致慢性阻塞性肺疾病吗？

慢性阻塞性肺疾病简称“慢阻肺”，是一种常见的、可预防的、可治疗的以持续气流受限为特点的呼吸系统疾病，病情常呈进行性发展。慢性阻塞性肺疾病的常见症状包括长期咳嗽、咳痰及活动后呼吸困难。慢性阻塞性肺疾病具有高患病率、高致残率、高病死率的特点，患病周期长，反复急性加重，且常伴有多种合并症，严重影响中老年患者的预后和生活质量，造成沉重的医疗负担。据统计，我国慢性阻塞性肺疾病患者的人数接近1亿，患病率平均为8.6%，其中20～29岁人群的患病率为1.4%，30～39岁为3.0%，40～49岁为5.1%，

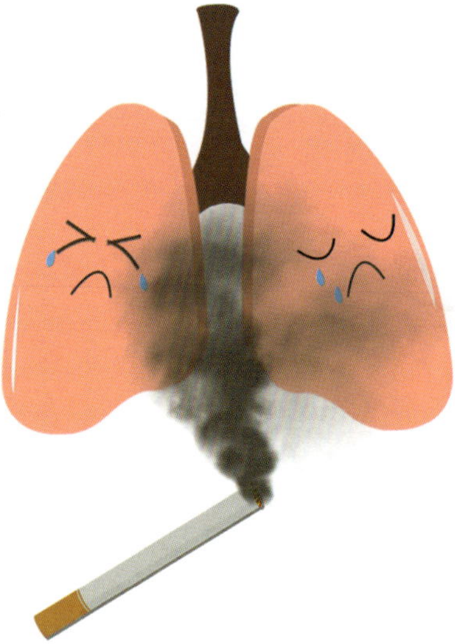

50～59岁为11.1%，60～69岁为13.4%，70岁及以上为35.5%。慢性阻塞性肺疾病已成为与高血压、糖尿病“等量齐观”的常见慢性疾病，给患者、社会和医疗卫生系统带来了沉重负担。

很多人听过一句话——“十个烟民，八个慢阻肺”。这句话不是说吸烟者就会患慢性阻塞性肺疾病，但表明慢性阻塞性肺疾病和吸烟有很大关系。一项进行了30多年的系统研究表明，吸烟可以导致慢性阻塞性肺疾病，且吸烟量越大、吸烟年限越长、开始吸烟的年龄越小，慢性阻塞性肺疾病的发生风险越高。

戒烟已被证明可以减缓慢性阻塞性肺疾病患者肺功能下降的速率，延缓疾病进展，从根本上改变慢性阻塞性肺疾病的自然病程。部分患者有可能恢复至不吸烟者的水平。伴肺功能下降的中年吸烟者如果戒烟，就有可能避免发生严重或致死性慢性阻塞性肺疾病，故戒烟是必要的！

积极戒烟，预防慢性阻塞性肺疾病，让呼吸自由自在！如果吸烟者尝试戒烟失败，不要担心，可以到戒烟门诊或拨打全国专业戒烟热线“4008085531”寻求帮助。

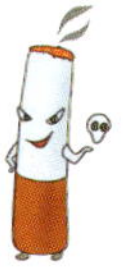

4. 二手烟暴露会导致慢性阻塞性肺疾病吗?

吸烟诱发慢性阻塞性肺疾病的因果关系已经被确认。据报道，慢性阻塞性肺疾病死亡患者中85%～90%有吸烟史。但令人震惊的是，被动吸入二手烟也会引发慢性阻塞性肺疾病，如果不吸烟者周围的人吸烟，会在很大程度上增加其患慢性阻塞性肺疾病的概率，二手烟的危害并不比正常吸烟的危害小。

广州的一项调查发现，不吸烟者发生慢性阻塞性肺疾病的风险与家庭或工作场所的二手烟暴露情况密切相关。其中，长期高暴露水平者发生慢性阻塞性肺疾病的风险是短期高暴露水平者的1.48倍。根据该研究的结果估算，中国现有人群中将有190万不吸烟者因二手烟暴露所致的慢性阻塞性肺疾病而死亡。不仅如此，二手烟暴露还可增加因慢性阻塞性肺疾病而死亡的风险，且家中吸烟者越多，慢性阻塞性肺疾病的症状就越严重，死亡风险就越高。

因此，吸烟者应当尊重他人的健康权益，不在室内公共场所、公共交通工具和其他禁止吸烟的场所吸烟；不吸烟人群也应该珍爱生命，远离二手烟。

5. 吸烟女性比吸烟男性更易患慢性阻塞性肺疾病吗?

很多人认为，慢性阻塞性肺疾病是男性吸烟者的“专利”，吸烟男性比吸烟女性更易患该病。但实际上，这种观点是错误的。2001年版的《美国卫生总监报告》指出，吸烟是女性发生慢性阻塞性肺疾病的首要危险因素，90%的女性慢性阻塞性肺疾病患者的死亡可归因于吸烟，其风险随吸烟量和吸烟年限的增加而增加。我国的研究发现，女性吸烟者患慢性阻塞性肺疾病的风险是男性吸烟者的2.67倍。英国著名的Biobank研究也得出相同的结论，即吸相同剂量的烟草，女性患慢性阻塞性肺疾病的风险高于男性。此外，对于第1秒末用力呼气量，女性吸烟者比男性吸烟者下降的数值更高。

在此呼吁广大女性朋友，照顾好自己肺部健康最可行、最有效的措施就是不吸烟，建议女性吸烟者及早戒烟。

6. 哮喘患者可以吸烟吗？

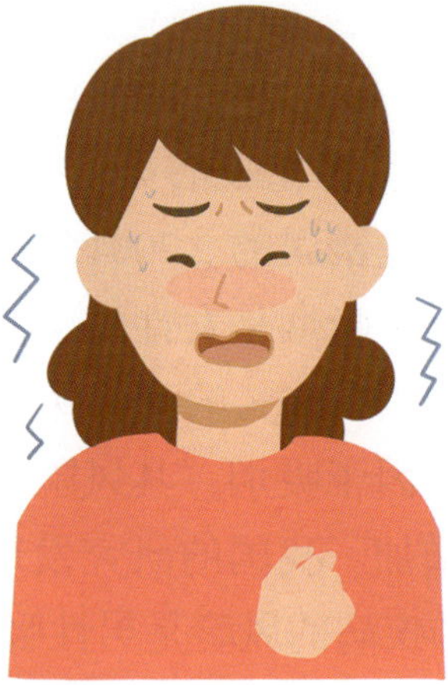

哮喘是近年来全球范围内发病人数快速上升的一种呼吸道疾病，常表现为反复发作的喘息、气急、胸闷或咳嗽等症状，在夜间及凌晨发作或加重。据统计，全球每20人中就有1人患有哮喘，总计约3亿人。在中国20岁以上的人群中，哮喘患者高达4570万。

国内外多项研究表明，吸烟会损伤呼吸功能，对哮喘的发病、临床特征、病情控制等方面有明显影响。烟草中的焦油可引起支气管黏膜上皮增生和变异；氰氢酸可损害支气管黏膜上皮细胞及其纤毛，使支气管黏膜分泌的黏液增多，气道阻力增加，反射性地引起支气管痉挛。意大利的一项研究表明，吸烟使哮喘的发生风险增加2倍，且存在明显的剂量反应关系，即吸烟量越大，哮喘的发生风险越高。我国的研究也得出了相似的结论，2012—2015年开展的《中国成人肺部健康研究》显示，吸烟者患哮喘的风险是不吸烟者的1.89倍。与不吸烟的哮喘患者相比，吸烟的哮喘患者的症状更严重、生活质量更低，哮喘的发作频率和死亡率增加，药物治疗的效果更差。吸烟同样会导致青少年发生哮喘或哮喘样症状。美国的一项研究发现，每年吸烟≥300支的青少年患哮喘的风险是不吸烟青少年的3.9倍。

戒烟可降低吸烟者发生哮喘的风险，其戒烟后支气管上皮细胞的特点与不吸烟者大致相同，而且戒烟后，吸烟的哮喘患者的生活质量可明显改善。

尚未戒烟的吸烟者请抓紧时间戒烟，避免哮喘上门！

7. 二手烟暴露会导致哮喘儿童久治不愈吗？

哮喘作为遗传因素和环境因素交互作用引起的复杂疾病，是儿童常见的呼吸道疾病。流行病学研究表明，全球范围内，儿童发生哮喘的概率呈逐年上升趋势。

儿童的免疫系统比成人要脆弱，呼吸速度也要高于成人，这导致他们会吸入更多的烟草化学物质，最直接的后果就是引起呼吸系统问题，如哮喘。烟草中某些有毒的化学成分会导致儿童的免疫力下降，从而加重哮喘患儿的病情，且影响哮喘的治疗效果。吸烟家庭的哮喘患儿更易继发呼吸道感染，哮喘症状也更严重，生活质量变差。

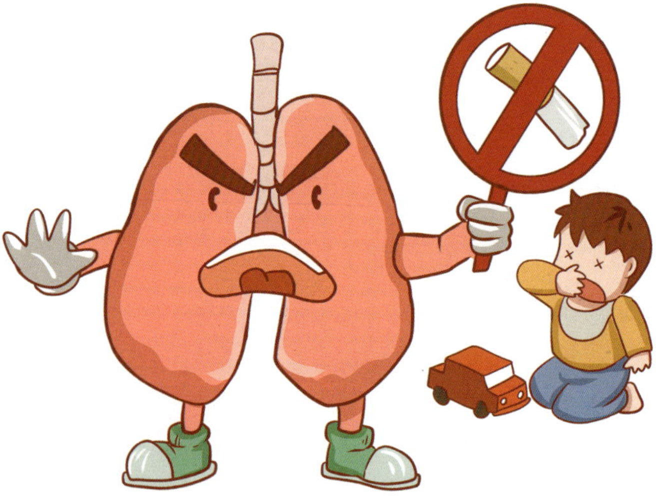

有研究发现，即使是二手烟，也会导致儿童的肺功能下降和气道高反应性发生，增加儿童患哮喘的风险。

相关调查发现，哮喘发作、病情控制不佳与二手烟暴露的剂量明显相关，即便是低剂量暴露，哮喘不良结局的发生风险依然增加，表明二手烟暴露不存在安全水平，哮喘患者需要完全避免接触二手烟。不仅如此，二手烟暴露还会影响药物治疗的效果，为了孩子的健康，家长们一定要做好其日常的护理工作，避免儿童受到二手烟的危害和哮喘发作。

戒烟需要勇气和恒心，如果家长爱孩子，请竭力为他们创造一个无烟的环境。

8. 吸烟会危害小气道吗？

小气道是指内径≤2 mm的气道，周围无软骨围绕，包括第8～23级支气管。小气道在结构上和生理上与大气道有很大差异，其有气流缓慢、管腔纤细、分泌物或渗出物易阻塞、数量多、总横截面积大、对气流的阻力仅占总阻力的20%以下等特点。小气道功能障碍在临床上可无症状和体征，故小气道也被称为肺部的“沉默区域”。然而，在慢性阻塞性肺疾病、哮喘等慢性呼吸系统疾病中，小气道的阻力增加，成为病变的主要区域。

《中国成人肺部健康研究》发现，吸烟者发生小气道功能障碍的风险是不吸烟者的1.16倍，且吸烟量越大、吸烟时间越长，小气道功能障碍的发生风险越高。

由于小气道的生理特征和结构特征导致其功能异常较难在早期发现，现有药物的治疗效果不明显。戒烟是目前被证实可能有效改善小气道功能障碍的干预措施。一项研究发现，吸烟者成功戒烟12个月后，小气道功能的异常值下降42%，表明戒烟可改善吸烟者的小气道功能指标。

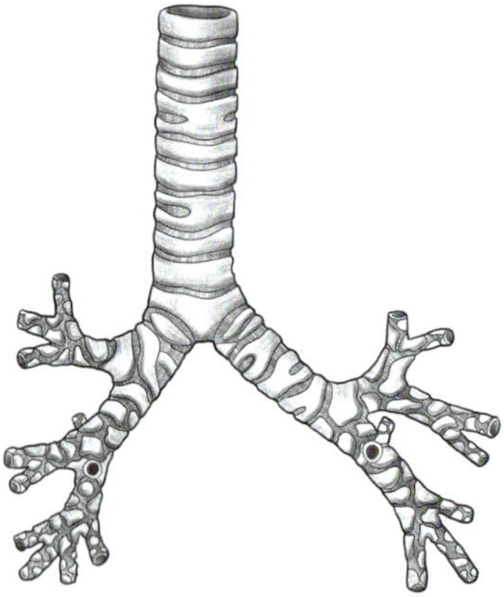

9. 吸烟者为什么易感冒?

感冒是一种由病毒引起的上呼吸道感染“综合征”，有大量病毒可诱发感冒。医生很早就发现，吸烟者似乎更容易感冒。

为什么吸烟者更易感冒？研究发现，经常吸烟会导致人的呼吸道结构发生变化，影响气道的排痰能力，降低呼吸道的正常分泌功能，从而导致呼吸道的免疫力和抵御疾病的能力全面下降，使鼻腔难以阻挡流感病毒、细菌及灰尘的侵入，于是便极易引起感冒。此外，与不吸烟者相比，吸烟者更容易出现发热、流鼻涕、咳嗽等症状，且感冒后若吸烟者还继续吸烟，那么烟雾中的有毒物质会持续刺激呼吸道，降低白细胞的活动能力，使感冒加重，病程延长。

很显然，假如吸烟者不希望经常患感冒，那么首先要做的就是戒烟。

10. 吸烟是导致肺部感染的重要原因吗?

当肺部出现由肺炎链球菌、金黄色葡萄球菌或流感病毒等造成的感染时，会导致咳嗽和肺部出现变化，引起呼吸急促或呼吸困难等症状，严重时易出现细菌性感染而导致败血症。对于抵抗力或身体较虚弱的人来说，还容易出现血压降低、汗多及心律失常、胸闷等症状。肺部感染还可能会引起脑膜炎或心包炎等并发症。

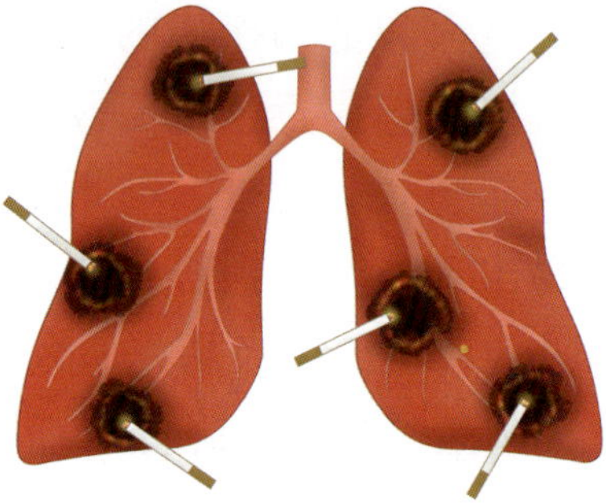

吸烟可能不会直接导致肺部出现感染，但吸烟者如果长期吸烟，烟草中的有害物质会造成器官表面的纤毛运动降低，从而不利于吸入呼吸道的灰尘排出，对呼吸道分泌物的排出和肺的正常运转造成损伤。因此，较多吸烟者会发生肺部感染，且比正常人感染的概率更高。

因此，吸烟者应尽早戒烟，以降低发生肺部感染的风险。

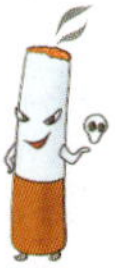

11. 吸烟能预防新型冠状病毒肺炎吗?

突如其来的新型冠状病毒肺炎疫情，让全国乃至全世界都措手不及。一时间，所有的焦点都是如何有效降低或预防新型冠状病毒肺炎的发生，各种“声音”层出不穷，还有很多谣言在网络上流传，其中一条就是“吸烟能预防新型冠状病毒肺炎”。这种说法称：“烟草颗粒是纳米级的，可均匀覆盖在肺细胞表面，形成一道屏障，将病毒阻挡在人体外。因此，吸烟可减少新型冠状病毒肺炎的发生。”

显然，这种说法是错误的。吸烟不但不能帮助呼吸道抵御外敌，反而会对呼吸道造成损伤。烟草中含有的有害物质会干扰肺的正常运转，破坏肺的防御体系，引起慢性阻塞性肺疾病、肺癌等疾病。新型冠状病毒对紫外线和高温比较敏感，而卷烟燃烧后，主要产生气体（一氧化碳、二氧化碳）及固体颗粒（尼古丁、焦油）等，并不能杀

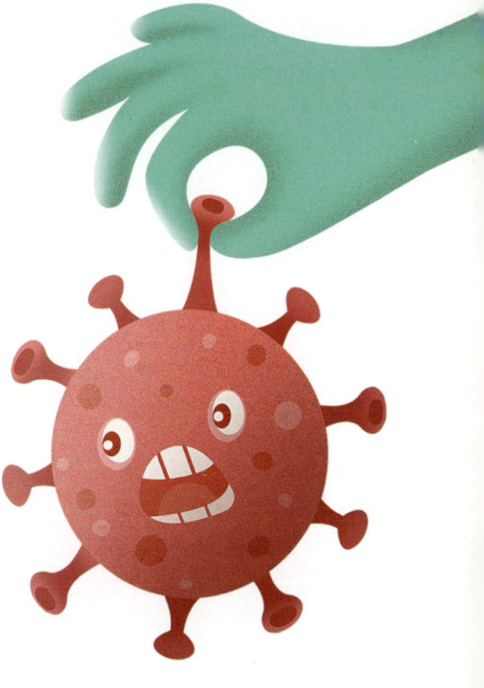

死病毒，故吸烟不能预防新型冠状病毒肺炎。另外，新型冠状病毒不但会通过飞沫传播，还会通过接触传播。如果吸烟者手上沾染了新型冠状病毒，然后开始吸烟，手指免不了会接触嘴部而导致病毒通过口腔导致感染。

更重要的是，吸烟不仅不能预防新型冠状病毒肺炎，反而会使吸烟的患者发展为重症且死亡风险更高。目前也没有足够的科学证据表明，烟草或尼古丁与预防或治疗新型冠状病毒肺炎有任何关联。

吸烟者想要真正健康，只有戒烟和远离二手烟才是正确的。

12. 吸烟与肺结核的关系是什么？

对于很多人来说，肺结核并不陌生。结核病是由结核分枝杆菌感染引起的慢性传染病，结核分枝杆菌可侵入人体全身多个器官，当侵犯肺时，称为肺结核。肺结核在我国法定报告甲乙类传染病中，发病率和死亡率居第2位。

早在1918年，就有学者关注吸烟与肺结核的关系。此后，就吸烟与肺结核是否存在关系这一问题，研究者们进行了100余年的探索。研究结果表明，烟草中的苯并芘可导致免疫细胞发生基因突变和细胞凋亡，从而抑制细胞的免疫功能，使人体对结核分枝杆菌的易感性增

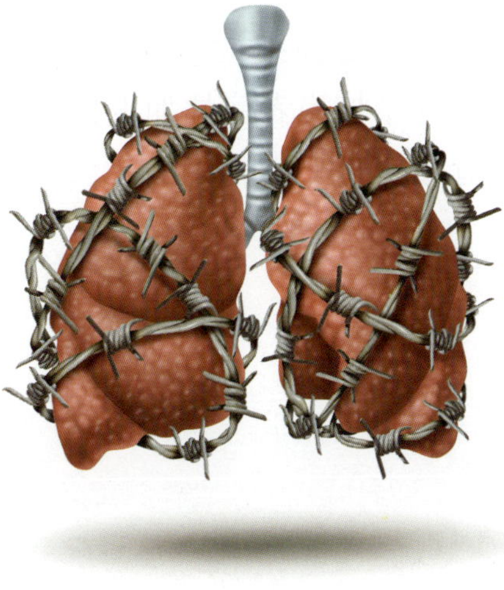

加。烟草燃烧产生的烟雾还会影响支气管上皮细胞的黏液分泌功能，降低其清除吸入颗粒的能力。同时，吸烟使人体内一氧化氮的合成和释放减少，造成氧化和抗氧化功能失衡。

还有研究发现，吸烟者发生结核病的风险是不吸烟者的1.27～5.00倍。并且，无论是主动吸烟，还是二手烟暴露，都会增加患结核病的风险，患病风险与患者的吸烟量和吸烟年限明显相关。不仅如此，吸烟还可以增加肺结核患者的死亡风险。多项大型研究均证实，吸烟可增加因结核病死亡的风险，对预后产生不利影响。有学者根据目前的吸烟趋势和结核病的流行趋势预测，2010—2050年，吸烟将导致全球新增1800万结核病病例，同时将导致4000万人因结核病死亡。世界卫生组织指出，吸烟是结核病发生的独立危险因素，吸烟可使结核病的发生风险增加2.5倍以上，全球范围内20%以上的结核病可能归因于吸烟。

因此，对于吸烟的肺结核患者来说，一定要戒烟。吸烟不但会引起肺结核患者病情加重，甚至对肺结核患者的生命安全造成影响。请拒绝吸烟，远离结核！

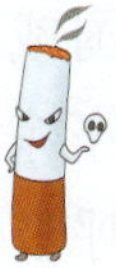

13. 睡眠中突然呼吸停止了，是怎么回事？

睡眠呼吸暂停综合征是指睡眠中出现反复短暂性的呼吸停止，常被称为“沉默杀手”。睡眠呼吸暂停综合征包括3种形式，即“阻塞性睡眠呼吸暂停”“中枢神经性睡眠呼吸暂停”“混合性睡眠呼吸暂停”。平时所说的睡眠呼吸暂停通常是指最常见的阻塞性睡眠呼吸暂停，临床表现为打鼾，且鼾声不规律，患者自觉憋气，甚至反复被憋醒，常伴有夜尿增多、晨起头晕、头痛和口咽干燥等一系列症状。

多项研究提示，吸烟与睡眠呼吸暂停综合征有关。有研究发现，吸烟者的上呼吸道黏膜厚度高于不吸烟者，且黏膜厚度会随吸烟时间的延长而增加，表明吸烟

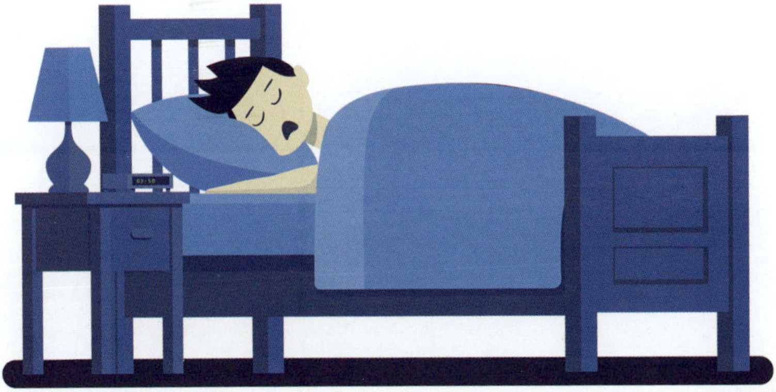

会加重睡眠呼吸暂停综合征患者的呼吸道炎症。美国威斯康星大学的睡眠研究作为美国最大的睡眠呼吸暂停综合征的纵向研究之一，发现吸烟者发生中重度睡眠呼吸暂停综合征的风险是不吸烟者的4.44倍，且每天吸烟量≥40支的吸烟者患中重度睡眠呼吸暂停综合征的风险是不吸烟者的40.47倍。这项研究还发现，与不吸烟者相比，已戒烟者的打鼾和睡眠呼吸障碍无明显增加，说明戒烟可改善睡眠呼吸障碍。事实上，戒烟对全身健康的益处也可使睡眠呼吸暂停综合征患者受益，如戒烟可降低心血管系统疾病及呼吸系统疾病的发生率，改善肺气肿、慢性支气管炎等疾病的病情，减轻由咳嗽和喘息引起的睡眠障碍、夜间缺氧症状，减少气道炎症、支气管收缩和黏液分泌，进而提高睡眠质量和改善睡眠呼吸暂停综合征的症状。

请吸烟者抓紧时间戒烟吧，让睡眠时的呼吸更通畅！

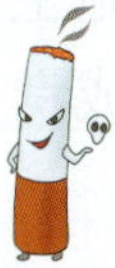

14. 尘肺与吸烟有什么关系？

肺尘埃沉着病又称尘肺病，简称“尘肺”，是一种肺部纤维化疾病。尘肺患者通常长期处于充满矿物质粉尘的场所中，因吸入大量粉尘，导致末梢支气管下的肺泡积存粉尘，一段时间后肺内发生变化，形成纤维化病灶。尘肺是我国职业性疾病中影响面最广、危害最严重的一种疾病，早期常无症状，随着病情发展，患者会出现咳嗽、咳痰、胸闷、气短及咯血等症状，肺功能减退，晚期常并发肺气肿和肺源性心脏病。

早在20世纪70年代，就有学者发现烟草燃烧产生的烟雾能伤害支气管上皮，导致吸烟者肺部的粉尘清除功能降低。目前，国内外有多项研究表明，吸烟是尘肺发生的重要危险因素之一，吸烟者发生尘肺的风险明显高于不吸烟者。此外，由于吸烟与煤尘、矽尘、棉尘等相互作用，吸烟的尘肺患者的支气管黏膜进一步被破坏，免疫细胞功能减弱，易发生肺和支气管感染，故肺功能损伤更严重，呼吸道症状的发生率更高，且吸烟年限、吸烟量与呼吸道症状的发生率呈正相关关系。同时，吸烟亦能增加尘肺患者罹患肺结核的风险。

尘肺患者必须戒烟。美国肺脏协会建议，对于吸烟的尘肺患者，在治疗的同时应戒烟。中华预防医学会发布的《尘肺病治疗中国专家共识》（2018年版）明确指出，尘肺患者应加强自我健康的管理能力，具体措施主要包括戒烟、避免生活性粉尘接触、加强营养及养成良好的生活习惯。

15. 吸烟出现前，肺癌曾是罕见病？

肺癌是人类非常常见的恶性肿瘤之一。肺癌有不同的危险因素，包括石棉和（或）氡的职业暴露、环境暴露及遗传因素等。

20世纪以前，吸烟和肺癌的关系并不为大众所知，甚至大部分医生不知道吸烟可以导致肺癌。20世纪初，随着肺癌的发生率和死亡率大幅上升，人们逐渐认识到吸烟与肺癌的关系。1912年，Adler在专著中提出吸烟与肺癌有关。1931年，Roffo通过动物实验证实卷烟中的焦油可使小鼠致癌。1939年，Muller通过回顾性病例分析发现吸烟是肺癌发生的重要危险因素之一。1941年，Ochsner和Debakey发现吸烟人数增加的趋势与肺癌发生率增高的趋势一致，但仍缺乏大型病例对照研究以证实吸烟是引起肺癌的主要原因。1950年，Wynder

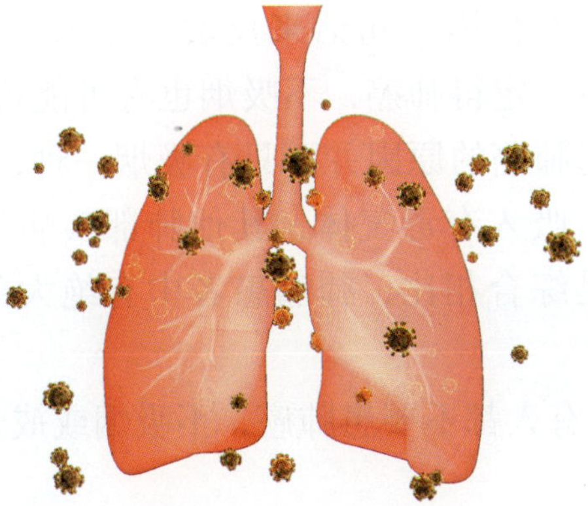

和Graham发表具有里程碑意义的文章，报道长期过量的烟草使用，特别是卷烟，是导致肺癌发生的重要原因。此后，英国牛津大学的Richard Doll在1951—2004年开展了一项前瞻性研究（英国男性医生研究），随访50余年，以确凿的数据说明吸烟者比不吸烟者更易发生肺癌。

目前，有充分的证据说明，吸烟可以导致肺癌。吸烟者的吸烟量越大、吸烟年限越长、开始吸烟的年龄越小，肺癌的发生风险越高。美国疾病预防与控制中心从1964年开始发表《美国卫生总监报告》，该机构广泛收集全球范围内有关烟草问题的流行病学和实验研究数据，以大量的科学证据详细阐述吸烟与癌症的因果关系和发病机制。2004年发布的该报告指出，吸烟者每天的吸烟量越多、吸烟年限越长，发生肺癌的风险越高。在我国，《中国吸烟危害健康报告》通过汇总国内外吸烟危害健康的研究文献，从研究的一致性、证据强度、特异性、时间关系及连贯性5个方面，明确指出吸烟是肺癌发生的首要危险因素。

可能有人会用一句话来反驳吸烟致肺癌的结论，即“吸烟不一定得肺癌，不吸烟也有可能得肺癌”。事实上，引起肺癌的原因并不只有吸烟一种，基因突变、空气污染、吸入有毒气体、其他肺部疾病等都会引起肺癌，但是综合相比，肺癌患者中有绝大部分都是吸烟者。

希望所有人都不要患肺癌，不吸烟或戒烟就是首要方法。

16. 吸烟会导致口腔和口咽部发生恶性肿瘤吗？

口咽癌是指口腔后部（以舌的人字沟、腭舌弓和硬软腭交界为连线之后的部分）发生的癌症。口腔前庭部分（在上述连线之前的部分）发生的癌症，通常被称为口腔癌或口腔前庭癌。

早在20世纪，人们就已经发现了吸烟可以导致口腔癌。由于吸烟烧灼和有害物质的刺激，吸烟者的口腔黏膜上会有不同程度的炎性增生反应，重者黏膜增生发白，称为白斑。白斑常被视为癌前状态，随着时间的延长可以发展为鳞状细胞癌。

目前，有充分的证据表明，吸烟与口腔和口咽部恶性肿瘤存在因果关系，吸烟者的吸烟量越大、吸烟年限

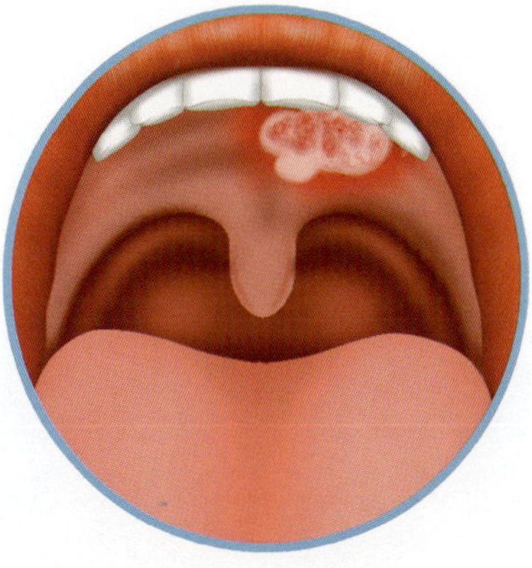

越长，口腔及口咽部恶性肿瘤的发生风险越高，且任何种类的烟草（如卷烟、雪茄、无烟烟草等）均可引发口腔癌和口咽癌。

戒烟可以降低口腔和口咽部恶性肿瘤的发生风险，已戒烟者的发生风险明显低于正在吸烟者，且戒烟时间越长，发生风险越低。同时，戒烟可提高患者的5年生存率。

因此，口腔癌和口咽癌是可以预防的，不吸烟和戒烟就是最重要的预防方法！

17. 吸烟与膀胱癌有关吗？

膀胱癌多见于男性，是泌尿系统的恶性肿瘤之一，早期患者没有疼痛感，出现的症状多为肉眼血尿，呈“洗肉水”样，易被忽略。2018年，世界卫生组织国际癌症研究机构发布的数据显示，我国膀胱癌的发生率和死亡率分别位列癌症发生率和死亡率的第14位和第16位。虽然相对于其他癌症，膀胱癌的发生率和死亡率看上去没有那么恐怖，但近十几年间，无论是男性还是女性、城市还是农村，我国膀胱癌的发生率均呈逐年增长趋势。

预防癌症，不能忽略膀胱癌。很多人知道，吸烟可以导致肺癌，但可能不知道膀胱癌也与吸烟有关。在发达国家，由吸烟引起的膀胱癌占膀胱癌发生总数的50%～60%。吸烟者患膀胱癌的概率是不吸烟者的4倍，且随着吸烟量的增多和吸烟年限的延长，发生膀胱癌的风险也会相应升高。有学者计算，如果吸烟者每天多吸5支烟，患膀胱癌的风险就会增加18%；吸烟年限每增加5年，患膀胱癌的风险就会增加14%。

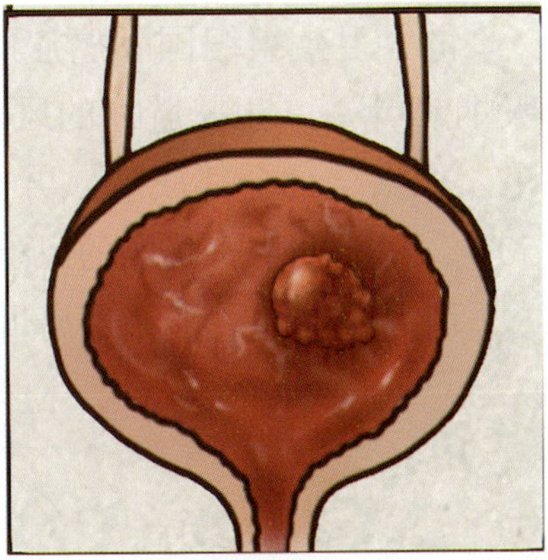

每天吸烟量超过2包且深吸者，患膀胱癌的风险比不吸烟者高出7倍。

也许大家会有疑问，吸烟如何引起膀胱癌？实际上，烟草中含有大量的有毒物质，其中与膀胱癌关系密切的主要为芳香胺类物质和丙烯醛，这些化合物的热解产物便是膀胱癌的强致癌物。大量研究表明，烟草对人体的损害不仅局限于肺部，经肺部进行气体交换后，有害物质会进入血液，随着血液循环参与全身的新陈代谢，最后通过肾的过滤作用，有害物质就会随尿液聚集在膀胱内。可以说，膀胱是烟草毒素的集中地，而膀胱只有储存到约500 ml尿液时，人才会有尿意，积累起来的有毒尿液在膀胱中长时间与内壁黏膜接触，从而增加了膀胱癌变的概率。这就是吸烟导致膀胱癌的根本原因。

吸烟不仅对吸烟者自身有害，对儿童的不利影响更大。长期处在吸烟环境中被动吸烟的儿童，长大后患膀胱癌的危险明显增加。有研究显示，个体每推迟5年开始吸烟，患膀胱癌概率就降低19%。换言之，个体接受烟草刺激的年龄越小，患膀胱癌的概率就越高。

世界卫生组织国际癌症研究机构认为，戒烟者停止吸烟10年后，患膀胱癌的风险才会降低至不吸烟者的水平。如果全社会都戒烟，男性发生膀胱癌的风险可下降50%，女性发生膀胱癌的风险可下降33%。

请大家携起手来，远离烟草，远离膀胱癌！

18. 吸烟与宫颈癌有关吗？

广大女性朋友，特别是女性烟民，还在到处打听并高价求购人乳头状瘤病毒（human papilloma virus，HPV）疫苗吗？可能大多数人还不太清楚，再高级别的HPV疫苗都不如戒烟！

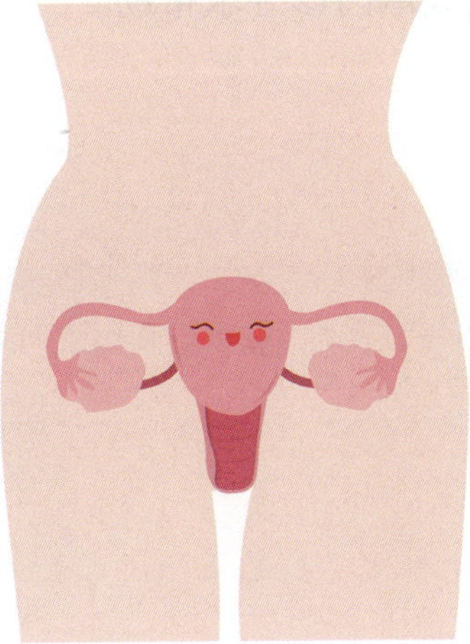

HPV疫苗主要用于预防宫颈癌。宫颈癌是全球女性第二大常见的生殖系统恶性肿瘤，严重威胁女性的健康和生命。在中国，宫颈癌的发生率和死亡率分别居女性癌症发生率和死亡率的第6位和第8位。有研究显示，宫颈癌除了与HPV感染有关外，与吸烟也有很大关联。

多项研究发现，烟草中含有大量致癌物质，这些高浓度的致癌物质在宫颈的癌变中起促进甚至主导作用。此外，烟草中的有害物质可通过抑制机体的免疫反应，促进HPV感染，破坏宫颈组织，促进宫颈癌的发生和发展。数据显示，在HPV感染的人群中，吸烟者患宫颈癌的风险比不吸烟者高近2倍。另外，有数据显示，重度吸烟者患浸润性宫颈癌的风险是不吸烟者的2.6倍，且吸烟还会显著降低宫颈癌患者的生存质量。

近年来，在我国的吸烟人群中，女性吸烟者所占的比例逐年提高，吸烟正成为威胁女性健康不能忽略的因素，必须引起全社会的关注和重视！

吸烟的女性朋友，预防宫颈癌绝不只是打HPV疫苗，务必把戒烟当成预防宫颈癌的头等大事，需要戒烟帮助时可以拨打全国专业戒烟热线“4008085531”或到戒烟门诊寻求帮助。

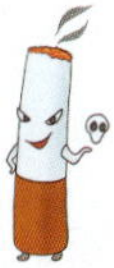

19. 吸烟女性易患卵巢癌吗？

卵巢癌是女性常见的恶性肿瘤之一。2018年，世界卫生组织国际癌症研究机构发布的数据显示，在我国，卵巢癌的发生率和死亡率分别位列女性癌症发生率和死亡率的第10位和第9位。卵巢癌患者早期会出现月经过少或闭经的症状，伴随腰部和腹部疼痛，通常大多数女性不会在意这些表现，但这些表现属于卵巢癌的早期症状。目前，医学上筛查卵巢癌的方法主要包括妇科检查、经阴道超声及肿瘤标志物等联合筛查。

广大女性朋友可能还不清楚，吸烟也与卵巢癌有关。有研究表明，与不吸烟者相比，吸烟者患卵巢癌的风险明显升高。一项研究显示，吸烟者患黏液性卵巢癌的风险是不吸烟者的2倍；且吸烟量越多、吸烟年限越长，患黏液性卵巢癌的风险就越高。吸烟女性戒烟10年以上才可使黏液性卵巢癌的发生风险降至与不吸烟者相同的水平。目前，世界卫生组织国际癌症研究机构已将烟草燃烧产生的烟雾列为黏液性卵巢癌的致癌物。

烟草是危害女性健康的重要“杀手”，吸烟的女性朋友可拨打全国专业戒烟热线“4008085531”或到戒烟门诊寻求帮助。

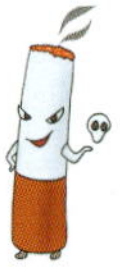

20. 吸烟与胰腺癌有关吗?

很多人都知道，吸烟会导致肺癌，但很少有人知道，吸烟还会导致胰腺癌！胰腺癌是一种恶性程度极高、易转移且预后差的消化道肿瘤，有人称其为“癌症之王”。此外，胰腺癌患者的护理费用和治疗费用极高。

有哪些危险因素会导致胰腺癌？除了遗传因素之外，有研究发现，吸烟、饮酒、超重、糖尿病、慢性胰腺炎等也与胰腺癌有关。其中，吸烟是最常见且往往不被吸烟者重视的因素之一。国内外有多项研究均已证实，吸烟会增加胰腺癌的发生风险，吸烟者患胰腺癌的风险是不吸烟者的1.6～3.4倍。此外，中国一项研究的结果显示，随着每天吸烟量的增加，吸烟者患胰腺癌的风险是不吸烟者的1.7～5.0倍。

那么吸烟者戒烟会有哪些获益？单纯就胰腺癌的发生风险来说，随着戒烟时间的延长，胰腺癌的发生风险会逐渐降低；戒烟20年后，胰腺癌的发生风险与不吸烟者没有差别。

相信大家已经认识到吸烟与胰腺癌的关系。广大烟民可拨打全国专业戒烟热线“4008085531”或到戒烟门诊寻求帮助，从现在开始科学戒烟，远离胰腺癌！

21. 吸烟会导致肝癌吗？

肝癌是非常常见的恶性肿瘤之一。2018年，世界卫生组织国际癌症研究机构发布的数据显示，我国肝癌的发生率和死亡率均位列癌症发生率和死亡率的第3位。肝癌起病隐匿，患者早期没有症状或症状不明显，且进展迅速，确诊时大多数患者已经到局部晚期或发生远处转移，治疗困难，预后很差，如果仅采用对症治疗，自然生存时间很短，严重威胁患者的身体健康和生命安全。

多项研究表明，肝癌的发生和死亡与乙型肝炎病毒感染、丙型肝炎病毒感染、吸烟、饮酒、黄曲霉毒素等有关，其中吸烟往往被人们忽视。《中国吸烟危害健康

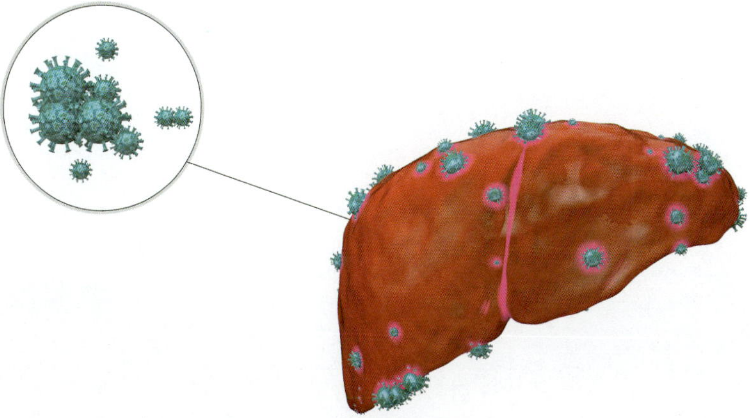

报告》和《美国卫生总监报告》在收集大量的研究证据后得出重要结论，即吸烟可以导致肝癌。

肝是人体代谢和转化化学物质的重要器官，烟草燃烧产生的烟雾中含有7000多种化学物质，其中至少含有69种致癌物，肝需要对其中的化学成分和致癌物质进行转化，随着时间的延长，肝就会受到有毒物质的损害。多项研究发现，吸烟者的吸烟量越大、吸烟年限越长、开始吸烟的年龄越小，肝癌的发生风险和死亡风险就越高。一项相关研究表明，23.2%的肝癌发生可归因于吸烟。

面对诸多研究的结论，戒烟刻不容缓。烟民朋友们可以拨打全国专业戒烟热线“4008085531”或到戒烟门诊寻求帮助，远离烟草，远离肝癌。

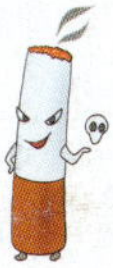

22. 吸烟会导致食管癌吗？

有研究显示，吸烟与食管癌的发生有关，却不为人们所认知。食管癌是非常常见的消化道肿瘤之一，全球每年约有30万人死于食管癌。2018年，世界卫生组织国际癌症研究机构发布的数据显示，我国食管癌的发生率和死亡率分别位列癌症发生率和死亡率的第6位和第4位。食管癌的典型症状为进行性吞咽困难，先是难咽干的食物，继而是半流质食物，最后咽水和唾液也可能很困难。

现已发现，卷烟中的多种有害成分，如多环芳烃（如苯并芘）等致癌物，亚硝基吡咯烷、二甲基亚硝胺、亚硝基去甲烟碱等亚硝基化合物，以及大量一氧化氮、二氧化氮和烃类反应生成的烷类和烷氧自由基，可直接攻击细胞的脂肪、蛋白质和核酸等成分，造成细胞损伤，引起癌变。流行病学研究显示，既往吸烟者和正在吸烟者患食管癌的风险分别是不吸烟者的2.0倍和4.2倍。同时，吸烟者的吸烟量越大、吸烟年限越长，食管癌的发生风险越高。对于成功戒烟者，随着戒烟成功时间的延长，罹患食管癌的风险也逐渐降低。

上述数据警示广大烟民，要想避免令人谈之色变的食管癌，戒烟是上上策！吸烟者可拨打全国专业戒烟热线“4008085531”或到戒烟门诊寻求帮助。

23. 吸烟与胃癌有什么关系?

中国已成为“胃癌大国”。2017年，国家癌症中心发布《中国胃癌流行病学现状》报告，发现2012年全球胃癌新发95.1万例，死亡72.3万例，其中我国的新发例数和死亡例数均占全球数据的近50%。粗略计算，每天有近1100人被确诊为胃癌，每5分钟就有3人在胃癌的折磨中丧生。

胃癌的致病因素有很多，除了进食含黄曲霉毒素的食物、腌制类食物、熏烤类食物等外，吸烟与胃癌有密切关系。吸烟导致胃癌的主要机制：①人体的免疫力会因吸烟下降，导致各种疾病，且吸烟对胃癌的发生有较

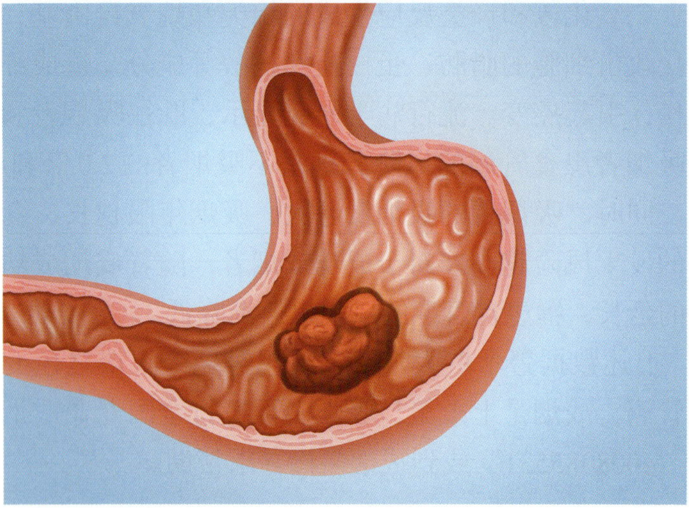

明显的促发作用。②吸烟会刺激人体的神经系统，增加胃的蠕动，促进胃酸分泌，可对胃黏膜产生损害，使胃黏膜的屏障功能受损，导致胃炎甚至胃癌的发生。③吸烟会使胃炎患者溃疡处的愈合减慢，甚至演化为慢性疾病。④烟草中还含有氮氧化物，其在人体内可以合成亚硝酸类物质，而亚硝酸类物质是致癌的重要物质，对多种癌症有明显的促发作用，其中也包括胃癌。对中国人群进行的一项研究的结果表示，吸烟者患胃癌的风险是不吸烟者的1.66倍，其中男性吸烟者患胃癌的风险是不吸烟者的近2倍。随着每天吸烟量的增多、吸烟时间的延长，胃癌的发生风险越高。有研究显示，每天吸烟20支以上者，患胃癌的风险是不吸烟者的2.4倍。

吸烟导致胃癌，绝不是危言耸听，为了自己的健康着想，吸烟者应早日戒烟。

24. 吸烟与肾癌有什么关系?

说起肾癌，很多人会觉得很陌生，但肾癌的发生率在过去20年间，以平均每年6.5%的速度在增长，在泌尿系统肿瘤相关死亡中已经超过膀胱癌居第1位。

目前，肾癌的病因不是很明确，但吸烟是肾癌发生的主要诱因之一。有研究显示，男性发生肾癌的风险是女性的2～3倍，这与男性的吸烟比例高于女性有很大关系。烟草燃烧产生的烟雾中含有的致癌物质和具有肾毒性的重金属会使肾癌的发生风险和死亡风险增加，且吸烟者的吸烟量越大、吸烟年限越长、开始吸烟的年龄越小，肾癌的发生风险越高。一项研究表明，在有吸烟

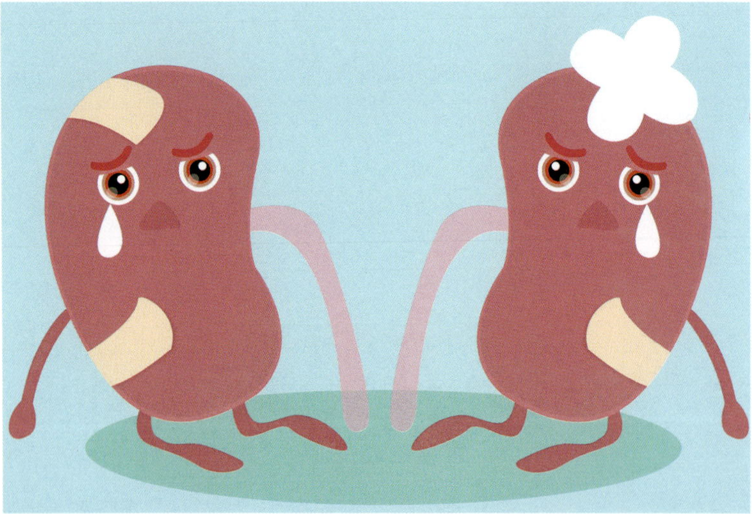

史的男性中，每天吸烟1～9支、10～20支和＞20支者患肾癌的风险分别是不吸烟者的1.6倍、1.8倍和2.0倍。此外，吸烟不仅可以增加肾癌的发生率，而且会影响肾癌的分期。大量、长时间吸烟会增加个体罹患进展期肾癌的可能性，且对预后产生不利影响，而戒烟则可以降低吸烟者发生肾癌的风险，且戒烟时间越长，发生风险越低。

值得注意的是，吸烟对肾的损害是一个长期积累的过程，即很多吸烟者目前不会发现自己的生理异常。随着长时间吸烟，肾持续受到有毒物质的影响，肾功能损伤的情况也逐渐从“难以察觉”发展到“出现异样”，此时吸烟者再想戒烟，也可能难以弥补“健康”的损失。为了健康生活、远离肾癌，人们要远离烟草。

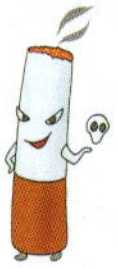

25. 吸烟与白血病有什么关系？

白血病俗称“血癌”，是所有人为之色变的疾病。白血病是一类起源于造血淋巴干细胞的恶性疾病。患了该病的患者，其血液、骨髓及各种组织和器官中都存在大量形态异常的白血病细胞。这种细胞不断增生，抑制正常的造血功能，导致患者出现贫血、出血和肝、脾、淋巴结不同程度肿大等临床表现。2018年，世界卫生组织国际癌症研究机构发布的数据显示，我国白血病的发生率和死亡率分别位列癌症发生率与死亡率的第12位和第8位。

白血病也与吸烟有一定关系。烟草燃烧产生的烟雾中含有7000多种化学物质，其中含有至少69种致癌物质，如甲醛、乙醛、硫化氢、亚硝胺、苯酚、稠环芳烃等。这些有害物质会随着吸烟时间的延长，累积对机体的危害，破坏机体的免疫系统，诱导白血病的发生和进展。国内外相关研究发现，正在吸烟者患急性白血病的发生风险是不吸烟者的1.5倍，而吸烟男性患急性非淋巴细胞性白血病的风险是不吸烟男性的2.8倍。并且，吸烟者的吸烟量越大，急性白血病的发生风险越高。《中国吸烟危害健康报告》和《美国卫生总监报告》在收集大量的研究证据后得出结论，吸烟与急性白血病是密不可分的。

对于大家来说，与其在罹患白血病后接受手术和化放疗，不如尽早戒烟，远离烟草！

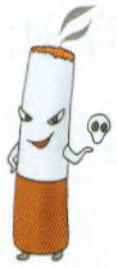

26. 吸烟也与鼻咽癌和结直肠癌有关吗？

鼻咽癌为鼻咽部上皮及黏膜腺体的恶性肿瘤。有研究表明，烟草中检测出致癌的亚硝胺，吸烟者使用卷烟时，鼻咽会暴露于吸入的烟雾中，在接触部位产生癌症的风险大大增加。2018年，世界卫生组织国际癌症研究机构发布的数据显示，我国鼻咽癌的发生率和死亡率均高于全球平均水平。

《中国吸烟危害健康报告》和《美国卫生总监报告》收集的大量研究证据提示，吸烟可以导致鼻咽癌。有研究表明，Epstein-Barr病毒（EBV）感染是鼻咽癌发生的重要危险因素之一，吸烟可能通过增加EBV的感染风险，从而增加鼻咽癌的发生风险。一项研究显示，吸烟者患鼻咽癌的风险是不吸烟者的1.6倍；吸烟者的吸烟量越大、吸烟年限越长，鼻咽癌的发生风险和死亡风险越高。

结直肠癌也是威胁人类健康的常见恶性肿瘤之一。2018年，世界卫生组织国际癌症研究机构发布的数据显示，我国结直肠癌的发生率和死亡率分别位列癌症发生率和死亡率的第2位和第5位。大量研究提示，吸烟与结直肠癌的发生密切相关。还有研究表明，吸烟量为每年0～10包、11～20包、21～40包和＞40包的吸烟者，患结直肠癌的风险分别为不吸烟者的1.51（1.05～2.18）

倍、1.56（1.12 ～ 2.16）倍、1.21（0.86 ～ 1.72）倍和1.68（1.20 ～ 2.35）倍，大体说明吸烟者的吸烟量越大、吸烟年限越长，结直肠癌的发生风险越高。

广大烟民想要预防以上2种恶性肿瘤，戒烟是重中之重，其可拨打全国专业戒烟热线“4008085531”或到戒烟门诊寻求帮助，现在开始科学戒烟！

27. 吸烟与乳腺健康有什么关系?

乳腺癌是女性常见的恶性肿瘤之一。2018年，世界卫生组织国际癌症研究机构发布的数据显示，全球新增的女性乳腺癌患者数居女性癌症发病数的首位，死亡人数占女性癌症死亡总人数的15%。近年来，我国女性乳腺癌的发生率逐年上升，且存在年轻化趋势。在我国，乳腺癌的发生率已居女性癌症发生率的第1位，成为对女性健康威胁最大的疾病。

吸烟也是女性发生乳腺癌的高危因素。全球针对吸烟与乳腺癌的关系研究已广泛开展。一项针对亚裔女性乳腺癌危险因素的研究显示，吸烟可使亚裔女性患乳腺癌的风险增加50%。另有研究显示，初次妊娠前吸烟可能是女性发生乳腺癌的危险因素之一。多项研究的结果均表明，吸烟是绝经前女性发生乳腺癌的危险因素之一。《中国吸烟危害健康报告》和《美国卫生总

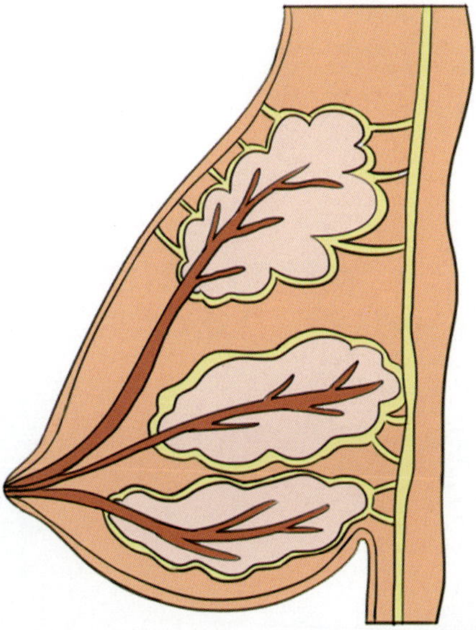

监报告》在收集大量数据后得出结论，女性的吸烟量越大、吸烟年限越长、开始吸烟的年龄越小，乳腺癌的发生风险和死亡风险越高。

请女性朋友关爱自己的健康，保护乳腺，远离烟草，早日戒烟。如果女性吸烟者在戒烟过程中遇到困难，可以拨打全国专业戒烟热线“4008085531”或到戒烟门诊寻求帮助。

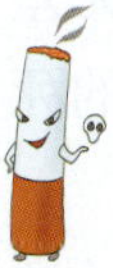

28. 吸烟与前列腺健康有什么关系?

前列腺癌是威胁男性健康的常见恶性肿瘤之一，多见于中老年男性。2018年，世界卫生组织国际癌症研究机构发布的数据显示，我国前列腺癌的发生率和死亡率位列男性癌症发生率和死亡率的第7位和第8位。

吸烟是前列腺癌发生的重要危险因素之一。但目前很大一部分患者还是没有意识到吸烟对前列腺的伤害，医生建议前列腺癌患者戒烟时，很多患者非常不在意，有的患者甚至直接反问:“吸烟对肺和呼吸道有害是有科学依据的，但我患的是前列腺癌，我不相信烟草里的有毒物质还能到达前列腺！”

多项研究已经表明，烟草燃烧产生的烟雾中含有7000多种化学成分，其中至少含有69种致癌物质，如甲醛、乙醛、芳香胺类物质、亚硝胺类物质等。这些有害物质和致癌物会随着吸烟者暴露时间的延长，导致疾病的发生风险不断增加。有研究显示，每天吸烟≥20支者患前列腺癌的风险是不吸烟者的2.9倍，且吸烟者的吸烟量越大，前列腺癌的发生风险越高。而对于已患前列腺癌的患者，正在吸烟患者的前列腺癌死亡风险是从未吸烟患者的1.82倍。

已经吸烟者在戒烟后会有哪些获益？一项进行了22年的大型研究显示，与正在吸烟者相比，戒烟时间＜10年者前列腺癌的死亡风险已明显降低，而戒烟20年以上者前列腺癌的死亡风险进一步降低至与从未吸烟者无差别。其他研究亦证明，戒烟可降低吸烟者前列腺癌的死亡风险。

戒烟就是在保护前列腺，想要前列腺健康，请戒烟！

29. 二手烟暴露也可导致肺癌吗?

二手烟也称“被动吸烟”或“被迫吸烟”。很多人在确诊肺癌时，最常说的一句话就是“我也不抽烟啊”。吸烟与肺癌的关系已被大众熟知，那么从不抽烟者为什么会患肺癌？

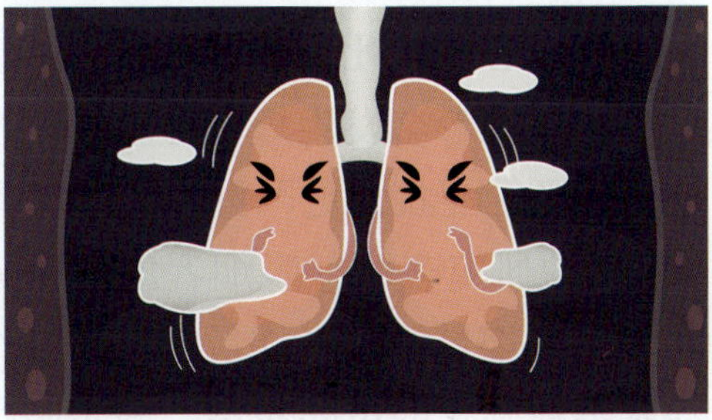

罪魁祸首之一就是二手烟。国内外有多项研究表明，二手烟暴露也会导致肺癌。例如，因配偶吸烟而遭受二手烟暴露的不吸烟女性患肺癌的风险是无二手烟暴露者的1.27倍；工作场所遭受二手烟暴露可导致不吸烟者患肺癌的风险增加1.24倍；大量二手烟暴露者患肺癌的风险可上升至无二手烟暴露者的2.01倍。与配偶不吸烟者相比，配偶的吸烟量每增加10支/天，不吸烟女性患肺癌的风险就增加23%；当配偶的吸烟量达到30支/天时，不吸烟女性的患病风险增加88%。二手烟暴露的年限每增加10年，不吸烟者患肺癌的风险增加11%；当暴露年限达到30年时，患病风险增加35%。

吸烟者请注意，吸烟伤害的不只是自己，还有你最爱的人。

30. 吸烟会导致动脉粥样硬化吗?

动脉粥样硬化是导致动脉血管阻塞最常见的原因，好发部位主要有冠状动脉、颈动脉、脑动脉及外周动脉等。不同部位的动脉发生粥样硬化后，会造成血管阻塞，表现出相应症状。如果冠状动脉阻塞，患者会出现心绞痛或心肌梗死；若颈动脉或脑动脉阻塞，轻者无明显症状，重者会发生短暂性脑缺血发作，出现头晕、头痛、晕厥等症状，更严重者甚至发展为脑卒中。

多项研究表明，吸烟者出现动脉粥样硬化的风险远高于不吸烟者，且吸烟量越大、吸烟时年限越长，出现动脉粥样硬化的风险越高。与不吸烟者相比，每天吸烟1～5支、6～10支和＞10支者发生颈动脉狭窄程度＞

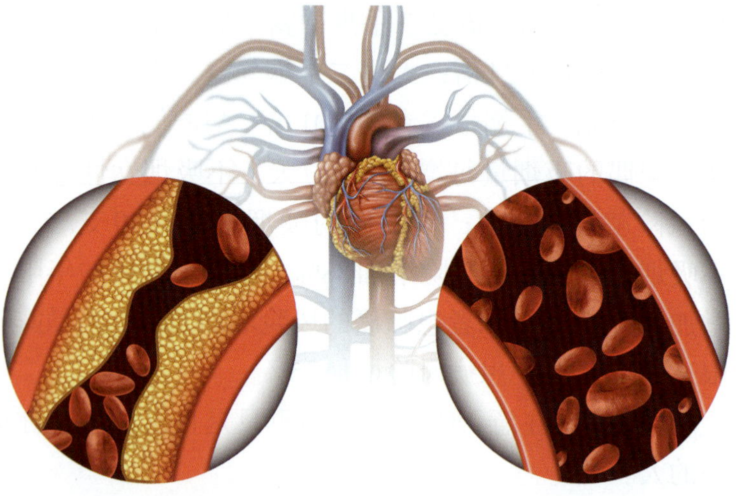

40%的风险分别为不吸烟者的2.5倍、3.2倍和4.3倍。而戒烟可以降低冠状动脉粥样硬化的发生风险。另外，有多项研究表明，吸烟与外周动脉粥样硬化密切相关。

由于动脉粥样硬化的进展是一个缓慢的过程，出现临床症状往往已是疾病后期，这些疾病的预后较差，不仅折磨患者的身体，更对患者的心理产生极大影响。为了避免发生上述情况，请吸烟者及早戒烟！

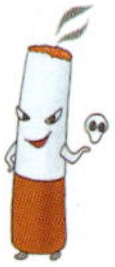

31. 二手烟暴露也会导致动脉粥样硬化吗?

目前已明确，吸烟是动脉粥样硬化发生的重要危险因素之一，那么不吸烟是否能避免发生动脉粥样硬化？答案是否定的。美国的一项研究显示，在不吸烟者中，二手烟暴露者比无二手烟暴露者的颈动脉内膜中层厚度增加了约20%，提示二手烟暴露可能也是动脉粥样硬化发生的危险因素之一。另有研究表明，二手烟暴露还会导致冠状动脉的血流速度加快和动脉内皮功能障碍，这些因素也会导致动脉粥样硬化。

随着年龄的增长，人体的血管会自然老化，这是一个不可避免的过程，但人们可以通过积极培养健康的生活习惯，延缓其老化的进程。保护血管，拒绝二手烟!

52. 吸烟与冠心病有什么关系?

冠状动脉粥样硬化性心脏病简称“冠心病”，是指冠状动脉血管发生粥样硬化病变，引起血管腔狭窄或阻塞，造成心肌缺血、缺氧或坏死。典型的临床症状为胸痛，由体力活动、情绪激动等诱发，患者突感心前区疼痛，多为发作性绞痛或压榨痛，也可为憋闷感，严重者甚至会发生猝死。全球疾病负担研究显示，2017 年全球范围内约1779万人死于心血管疾病，其中约893万人死于冠心病。国家卫生健康委员会编写的《中国卫生健康统计年鉴2018》的数据显示，2017年中国城市居民的心脏病粗死亡率为141.61/10万，农村居民为154.40/10万。

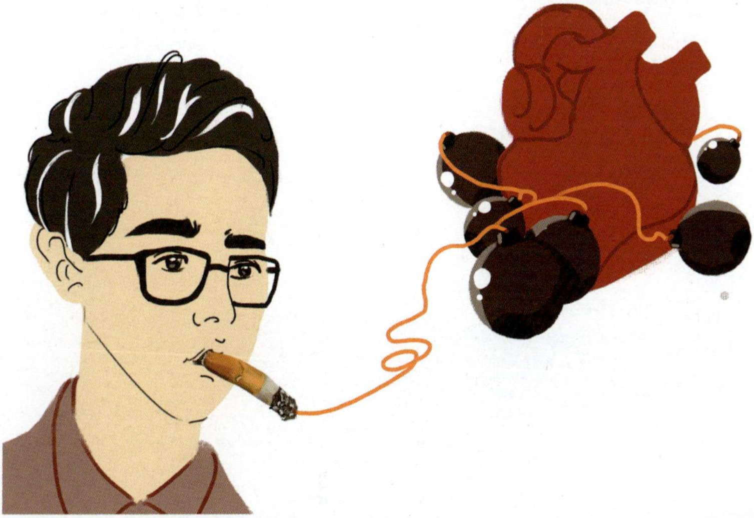

吸烟是导致冠心病的重要危险因素之一。有研究发现，吸烟者患冠心病的风险显著高于不吸烟者，且吸烟量越大、吸烟年限越长，罹患冠心病的风险越高。不仅如此，吸烟还可增强冠心病的其他危险因素，如增加总胆固醇的含量，也与高脂血症、代谢综合征等疾病的发生联合作用，进一步增加了冠心病的发生风险。

目前，很多人对吸烟与冠心病的关系认识不足，抱有侥幸心理，认为自己吸烟量小就能避免患冠心病，其实不然，即使吸烟量很小，也会增加冠心病的发生风险。有研究证实，每天吸烟1～4支、5～14支和15～24支的吸烟者患冠心病的风险分别是不吸烟者的2.8倍、2.8倍和3.1倍。

尽管人们对自身的性别、年龄、家族史这些不可改变的危险因素无能为力，但可以通过改变自身的不良生活习惯来降低冠心病的发生风险，如戒烟，从而远离冠心病的折磨。

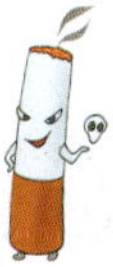

33. 二手烟暴露会增加冠心病的死亡风险吗?

可能有人会问，如果我不吸烟，是否就能避免冠心病的发生？答案是否定的。

有研究显示，二手烟会导致人体动脉中膜厚度增加、动脉内皮功能障碍和冠状动脉血流速度加快等，这些都会导致动脉粥样硬化，故即使是不吸烟者，只要暴露于二手烟中，冠心病的发生率和死亡率也会上升。2006年发布的《美国卫生总监报告》指出，不吸烟的二手烟暴露者患冠心病的风险是无暴露者的1.27倍，且风险随二手烟暴露量的增加而增加。不仅如此，家中的吸烟者越多，因缺血性心脏病死亡的风险越高。

如此看来，不吸烟者本不应该承担二手烟暴露的健康威胁，而二手烟暴露对冠心病患者的病情更是雪上加霜。二手烟暴露者可拨打全国专业戒烟热线“4008085531”或到戒烟门诊寻求帮助，保护心脏，拒绝二手烟!

34. 发生心肌梗死后，戒烟能延长患者的生存期吗?

急性心肌梗死是指冠状动脉急性、持续性缺血和缺氧所引起的心肌坏死。临床上，心肌梗死多表现为剧烈而持久的胸骨后疼痛，患者休息及服用硝酸酯类药物后疼痛（如硝酸甘油等）不能完全缓解，且伴有心肌梗死标志物的持续升高和心电图变化，常并发恶性心律失常、心源性休克或心力衰竭，严重时可危及生命。急性心肌梗死在欧美国家最常见，美国每年约有150万人发生心肌梗死。近年来，中国的心肌梗死发生率呈明显的上升趋势，每年新发至少50万例，现存患者至少200万例。

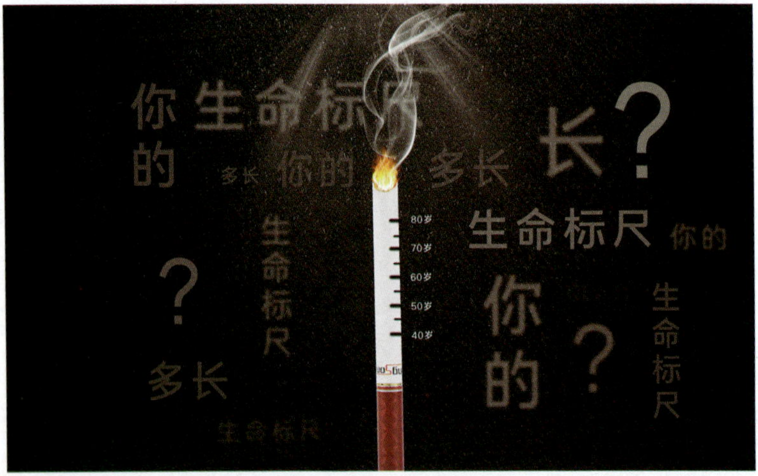

心肌梗死常发病突然，病情凶险，且并发症复杂。患者一旦发生心肌梗死，该如何预防心肌梗死再发呢?

多项研究显示，戒烟可以明显降低冠心病的发生风险和死亡风险。一项研究表明，已戒烟者发生心肌梗死的概率及因冠心病死亡的风险均低于继续吸烟者。更令人震惊的是，有研究发现，戒烟可使冠心病患者的远期死亡率降低36%，而使用阿司匹林、β受体阻滞剂（如美托洛尔）、血管紧张素转换酶抑制剂（如贝那普利）、他汀类药物（如立普妥），仅可使冠心病患者的死亡率分别降低 29%、23%、23%和15%，表明戒烟是比药物更有效的治疗措施。

冠心病患者应主动提高戒烟对疾病预后和进展的认识，必须意识到戒烟的重要性。广大吸烟者可拨打全国专业戒烟热线“4008085531”或到戒烟门诊寻求帮助。

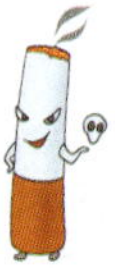

35. 吸烟会导致脑卒中吗?

脑卒中俗称“中风”，是一种急性脑血管疾病，指由于脑血管突然破裂或血管阻塞导致血液不能流入大脑而引起脑组织损伤的一种疾病，分为缺血性脑卒中和出血性脑卒中。脑卒中最常见的症状为突然发生一侧面部、手臂或腿部麻木无力，口眼歪斜，说话困难，半身不遂或无原因的严重头痛、晕厥等。全球疾病负担研究显示，2017年，全球约有1779万人死于心脑血管疾病，占总死亡人数的31.8%，其中617万人死于脑卒中。我国的脑卒中患者达1300万人。2017年，我国城市居民和农村居民脑血管疾病的粗死亡率分别为126.58/10万和157.48/10万。

除了不健康饮食、缺乏身体锻炼、过量饮酒等因素外，吸烟是引发脑卒中的重要危险因素之一。有研究证实，吸烟者发生出血性脑卒中和缺血性脑卒中的风险分别是不吸烟者的1.19倍和1.38倍，且吸烟量越大、吸烟年限越长，发生脑卒中的风险越高。一项研究发现，男性每天吸烟1支、5支和20支者发生脑卒中的风险分别是不吸烟者的1.25倍、1.30倍和1.64倍；女性每天吸烟1支、5支和20支者发生脑卒中的风险分别是不吸烟者的1.31倍、1.44倍和2.16倍。

吸烟者要警惕脑卒中，为了自身和家人的健康，可拨打全国专业戒烟热线“4008085531”或到戒烟门诊寻求帮助，现在请开始戒烟。

36. 二手烟暴露也会增加脑卒中的发生风险吗?

近年来，有研究发现，对于不吸烟者，二手烟暴露同样会增加脑卒中的发生风险。新西兰的一项大型研究发现，在不吸烟者中，二手烟暴露者患脑卒中的风险是无二手烟暴露者的近2倍。国内的研究也得出相似结论，即配偶吸烟导致不吸烟女性发生脑卒中的风险成倍增加，且随配偶每天吸烟量的增加，女性患脑卒中的风险也随之增加。

证据面前，请大家避免暴露于二手烟中。广大吸烟者可拨打全国专业戒烟热线“4008085531”或到戒烟门诊寻求帮助，关注二手烟的危害，关注家庭成员的健康。

37. 吸烟还会导致外周动脉疾病，甚至截肢？

外周动脉疾病广义上包括除心脑血管以外的动脉疾病，有颈动脉疾病、四肢动脉疾病、内脏动脉疾病等；而狭义上定义为临床上最常见的上下肢动脉疾病。下肢动脉一旦阻塞，下肢肌肉的血流量就会减少，引起供氧不足、下肢变凉、感觉麻痹；大腿内侧和小腿疼痛，走路困难，甚至不能走路，休息后会有所好转，再走路又会反复疼痛；随着病情进展，在安静时也会疼痛。由于血管阻塞，血液很难到达肢体末端的血管，肢体末端即使受到轻微刺激，也会受伤，继而化脓，很难治愈。动脉若完全堵塞，患者还会发生肢端坏疽，即组织坏死后因继发腐败菌的感染和其他因素的影响而呈黑色、暗绿色等特殊形态改变，甚至导致截肢等。

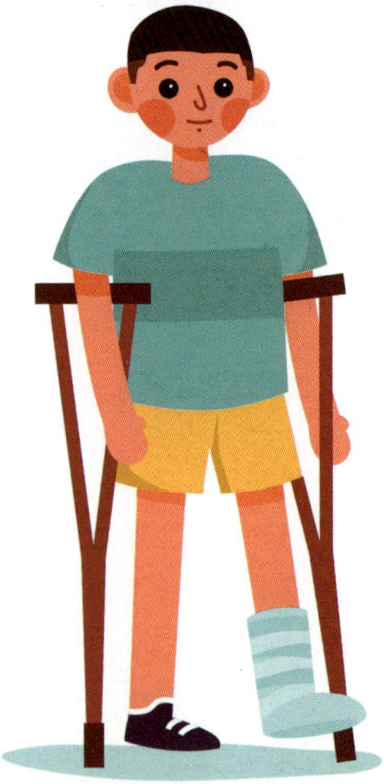

吸烟是外周动脉疾病发生的重要危险因素之一。有研究显示，吸烟者发生外周动脉疾病的风险为不吸烟者

的2.3倍。还有研究发现，吸烟者的吸烟量越多，外周动脉疾病的发生风险越高；每天吸烟＜15支者发生外周动脉疾病的风险为不吸烟者的8.93 倍，而每天吸烟≥15支者甚至达到不吸烟者的16.95倍。基于大量研究证据的《中国吸烟危害健康报告》和《美国卫生总监报告》明确提出，吸烟可以导致外周动脉疾病，且吸烟者的吸烟量越大、吸烟年限越长，外周动脉疾病的发生风险越高。

为了降低外周动脉疾病的发生风险，也为了延缓外周动脉疾病患者的疾病进展，降低该病对患者正常生活的影响，请吸烟者戒烟吧！戒烟困难，吸烟者可以拨打全国专业戒烟热线“4008085531”或到戒烟门诊寻求帮助。

38. 吸烟与高血压有关吗？

高血压分为原发性高血压和继发性高血压。原发性高血压就是人们常说的高血压病，是心脑血管疾病最重要的危险因素，可损伤重要脏器，如心、脑、肾，最终导致这些器官衰竭。高血压的症状因人而异，患者早期可能无症状或症状不明显，常见的症状有头晕、头痛、疲劳、心悸等，患者仅会在劳累、精神紧张、情绪波动后发生血压升高，休息后可恢复正常。随着疾病进展，患者的血压可持续明显升高，当血压升高到一定程度时，患者会出现剧烈头痛、呕吐、心悸、眩晕等症

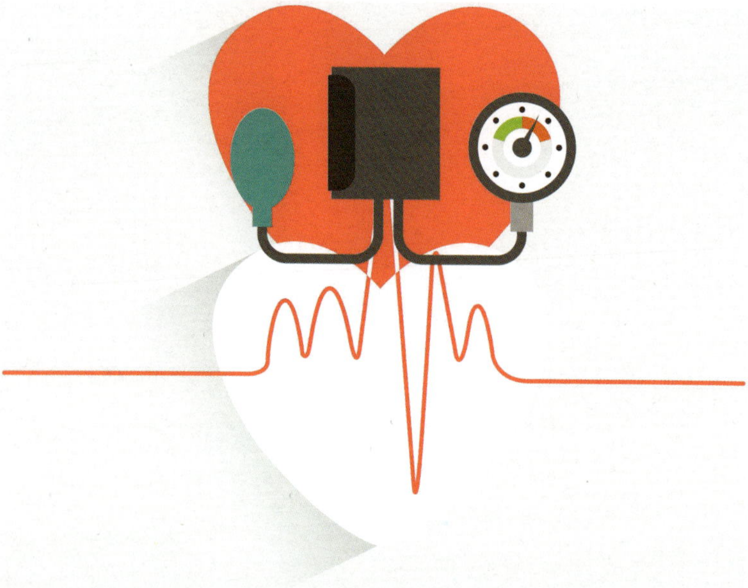

状，严重时甚至会发生意识不清、抽搐，且多会在短期内发生严重的心、脑、肾等器官的损害和病变，如脑卒中、心肌梗死、肾衰竭等。2017年，全球疾病负担研究显示，高血压是导致全球疾病负担的首要危险因素，导致死亡人数约1040万。《中国高血压现状调查（2012—2015年）》的结果显示，我国18岁及以上成人的高血压患病率为23.2%，患病人数高达2.445亿。

高血压的发生与很多因素有关，除了高盐饮食、遗传因素外，国内外有研究表明，吸烟也可导致高血压。针对中国人的研究提示，正在吸烟者患高血压的风险是不吸烟者的1.2倍，而女性吸烟者患高血压的风险是不吸烟者的1.5倍。《中国吸烟危害健康报告》和《美国卫生总监报告》在收集大量的研究证据后得出结论，吸烟者的吸烟量越大、吸烟年限越长，高血压的发生风险越高。国内的一项研究显示，在36～55岁的人群中，每天吸烟量每增加10支，患高血压的风险较不吸烟者增加7.54%；在56～80岁的人群中，每天吸烟量每增加10支，患高血压的风险较不吸烟者增加10.46%。

广大吸烟者可拨打全国专业戒烟热线“4008085531”或到戒烟门诊寻求帮助，从现在开始科学戒烟。

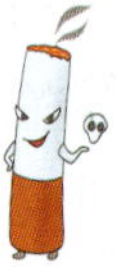

39. 吸烟会导致糖尿病吗？

糖尿病是现代社会中致残率和病死率都较高的一种常见慢性疾病。随着我国经济的发展和居民生活方式的改变，目前我国糖尿病患者约有1.16亿，占全球糖尿病患者总数的25%，位居全球第一。

胰岛素抵抗是2型糖尿病发生过程中的一个重要环节。吸烟会促使拮抗胰岛素的激素分泌，抑制胰岛素的生成，从而升高血糖水平。长期吸烟还可引起脂肪组织的再分布，进一步加重胰岛素抵抗。早在20世纪90年代，国际上许多学者就开始关注吸烟与糖尿病的因果关系。一项针对美国男性的研究发现，每天吸烟15～24支者患2型糖尿病的风险是不吸烟者的2.38倍。2014年，《美国卫生总监报告》广泛收集相关流行病学研究资料，以大量的科学证据指出，吸烟会增加糖尿病的发生风险，且持续吸烟者患糖尿病的风险比不吸烟者高30%～40%；吸烟者的吸烟量越大、吸烟年限越长、起始吸烟的年龄越小，2型糖尿病的发生风险越高。

同时，吸烟也可大大增加糖尿病患者发生各种大血管和微血管并发症的风险。有研究者采用高分辨超声血管成像技术来检测2型糖尿病患者的动脉粥样硬化情况，结果发现，吸烟是2型糖尿病患者发生亚临床动脉粥样硬化的独立危险因素。亚太地区的研究发现，在糖尿病患者中，正在吸烟者患冠心病的风险是不吸烟者的1.4

倍。另有研究证实，吸烟可以增加糖尿病患者患冠心病的风险和死亡风险。对中国2型糖尿病患者进行的调查发现，吸烟的糖尿病男性患者出现外周血管疾病的概率是不吸烟者的近3倍。还有数据表明，二手烟暴露的糖尿病女性患者发生心血管疾病的风险是不吸烟糖尿病女性患者的3倍以上。上述数据足以警醒公众——吸烟有巨大危害。

面对上述证据，希望人们一起行动起来，劝诫身边的每一位吸烟者早日戒烟，远离糖尿病！

40. 二手烟暴露也会导致糖尿病吗?

糖尿病是当今社会上一种对健康危害极大的慢性疾病。吸烟可提高糖尿病的发生风险，但仅是不吸烟，并不能完全消除烟草对糖尿病发生的潜在风险。

有证据提示，二手烟暴露也可以增加糖尿病的发生率。国外的一项研究发现，每天二手烟暴露时间≥4小时者发生2型糖尿病的风险是无二手烟暴露者的近1.4倍，且每天二手烟暴露的时间越长，发生风险越高。中国的研究也得到了相似的结论。一项针对女性二手烟暴露的研究发现，与从不吸烟且无二手烟暴露者相比，配偶吸烟的女性患糖尿病的风险明显升高；并且，糖尿病的发生风险与配偶的吸烟量存在正相关关系，配偶每天的吸烟量越大，其妻子患糖尿病的风险就越高。

保持室内无烟是避免二手烟危害的唯一有效方法。目前，全国范围内已经有一些城市积极颁布和实施无烟立法。吸烟者应当尊重他人的健康权益，做文明、有礼、守法的公民，共享绿色无烟的家园。

41. 戒烟可以预防糖尿病吗？

世界卫生组织统计的数据显示，全球18岁以上人群糖尿病的发生率从1980年的4.7%上升到2014年的8.5%；2016年，糖尿病直接导致死亡的人数高达160万。随着人口老龄化和生活方式的变化，我国糖尿病的发生率明显增加。目前，有充分的证据显示，吸烟是2型糖尿病发生的重要危险因素之一，吸烟过程中产生的有害成分（如甲醛、亚硝胺等）可通过多种机制损害人体血糖的正常调节过程，进而引起糖尿病。

国内外有多项研究表明，长期戒烟可以降低吸烟者患2型糖尿病的风险和死亡风险。2015年发表在*The Lancet*的一项综述显示，戒烟时间越长，戒烟者患糖尿病的风险越低，得到的健康获益越大。同时，美国还有一项研究表明，戒烟超过6年的糖尿病患者因心血管疾病死亡的危险和正在吸烟者相比降低50%。且国内外的糖尿病指南均明确指出，除了加强体育锻炼、保持均衡的饮食外，戒烟也是预防糖尿病的重要有效手段之一。

吸烟者可拨打全国专业戒烟热线“4008085531”或到戒烟门诊寻求帮助，通过戒烟教育、制订戒烟计划、进行戒烟心理干预和行为干预等综合方案，以降低吸烟相关疾病的发生风险。对已经罹患糖尿病的吸烟患者进行及时有效的干预，也是控制血糖的关键。

42. 吸烟会致盲吗？

很多人知道，被吸烟、吸烟均对肺部有害！但很少有人知道，吸烟对视力也有危害。

吸烟会增加白内障、年龄相关性黄斑病变等眼部疾病的发生风险。

白内障是居全球首位的致盲眼病，主要的病理改变是晶状体浑浊变性。有充分的证据说明，吸烟可以导致核性白内障。一项研究发现，吸烟可导致晶状体浑浊，其中核性硬化程度与吸烟量显著相关，即吸烟量每增加10包/年，发生核性硬化的风险增加1.09倍，且男性吸烟者发生后囊下浑浊的风险也有所增加。吸烟诱发白内障的机制可能是通过影响晶状体的氧化-抗氧化状态造成的。有研究发现，氧化损伤在白内障的发生中具有重要作用。吸烟通过抑制内源性抗氧化途径而增加额外的氧化应激

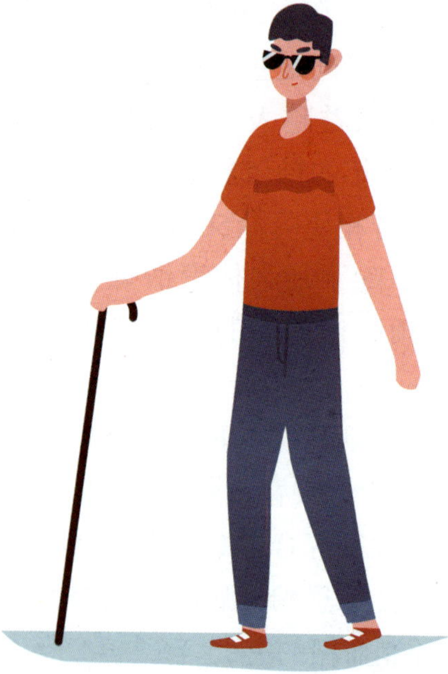

负担，进一步破坏晶状体的功能。动物实验也发现，烟草燃烧产生的烟雾对离体的小鼠晶状体可产生直接毒性作用。

年龄相关性黄斑病变多发生于50岁以上的中老年人群，双眼先后或同时发病，出现进行性视力损害，严重影响中老年人群的生活质量，是中老年人群视力丧失的首要原因。年龄相关性黄斑病变与多种因素相关，包括年龄、遗传、饮食、环境等，其中吸烟是唯一确定的可控危险因素。一项基于人群的横断面研究发现，吸烟者出现萎缩性黄斑变性的比例是不吸烟者的2.5倍。吸烟诱发年龄相关性黄斑病的原因包括：①吸烟可影响眼组织中的血流，导致眼部缺血；②吸烟通过增加氧化应激、脂质过氧化及降低血浆抗氧化物的浓度而促进病情进展。因此，预防吸烟和促进吸烟者戒烟对预防和治疗该病具有重要作用。

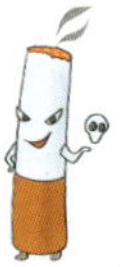

43. 吸烟会导致勃起功能障碍吗？

众所周知，吸烟有害健康，但吸烟还会导致勃起功能障碍，这并非人所皆知。

有研究表明，吸烟可以导致勃起功能障碍，且吸烟者的吸烟量越大、吸烟年限越长，勃起功能障碍的发生风险越高。美国一项的研究表明，正在吸烟者勃起功能障碍的发生率显著高于不吸烟者。在中国人群中开展的研究也发现，吸烟与勃起功能障碍之间有密切关系，且我国吸烟者患勃起功能障碍的风险会随每天吸烟量的增加而增加，每天吸烟1～10支、11～20支和＞20支者的发生风险分别为不吸烟者的1.27倍、1.45倍和1.65倍。此外，该研究还发现，在患有糖尿病的男性中，吸烟者发生勃起功能障碍的风险是不吸烟者的3.29倍。

吸烟诱发勃起功能障碍主要通过2种方式：一是急性损害，主要是尼古丁直接刺激人体内的交感神经，产生很多肾上腺素和去甲肾上腺素，这2种物质会让阴茎海绵体内的平滑肌收缩，导致阴茎无法充血，勃起功能

障碍便接踵而来。二是慢性损伤，长期吸烟后，供应阴茎血液的动脉，尤其是阴部内动脉、阴茎海绵体动脉会发生硬化和狭窄，减少对阴茎的血供，缺少血供阴茎便无法勃起；长期吸烟也会刺激交感神经，现代医学已阐明，阴茎勃起需要神经末梢释放的神经递质发挥作用，其中一氧化氮递质对促进阴茎勃起作用最大。有研究证实，长期吸烟后，阴茎海绵体内的一氧化氮含量会明显减少，从而导致勃起功能障碍。男性长期吸烟后，毒性物质会破坏专门制造睾酮的睾丸间质细胞，导致男性体内的睾酮水平下降，而睾酮缺乏会使阴茎勃起无力。

由此看来，想要长期保持良好的勃起功能，男性吸烟者还是趁早戒烟为好。

44. 孕妇吸烟有什么危害?

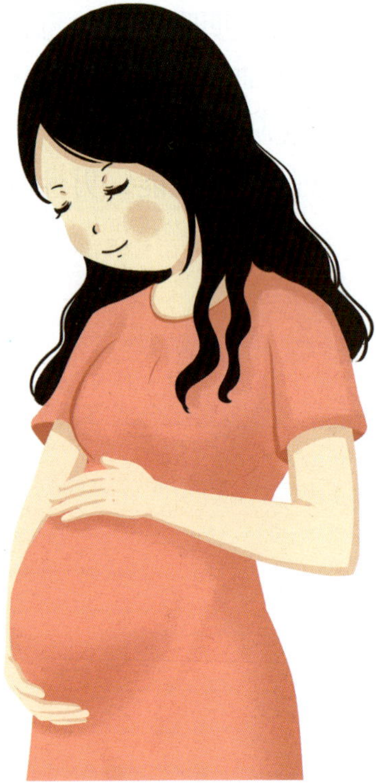

很多女性一旦妊娠，就会发现自己的生活好像大大改变了，虽然得到了家人的关注，但也受到了许多健康方面的“限制”。其中，重要的一点就是妊娠期间不能吸烟。

女性在妊娠期间做的许多事情都会对胎儿造成影响。现在有充分的证据说明，女性妊娠期间吸烟可以导致胎盘前置、胎盘早剥、胎儿生长受限和新生儿低出生体重，甚至出现异位妊娠和自然流产。

因此，为了胎儿着想，母亲在妊娠期间一定不能吸烟，也不能暴露于二手烟中。

45. 二手烟暴露与婴儿猝死有什么关系？

婴儿在新生儿期间猝死的概率是非常高的，也被称为“婴儿猝死综合征”。婴儿猝死综合征是指婴儿在睡眠中突然死亡，而常规尸体解剖不能找到明显的致死原因。95%的猝死发生在6月龄以下的婴儿中。

父母吸烟是引发婴儿猝死综合征的重要危险因素之一。有研究显示，母亲在妊娠期间吸烟，婴儿发生猝死综合征的风险是母亲不吸烟婴儿的2.6倍；在排除分娩前吸烟的影响后，母亲在分娩后吸烟的婴儿发生猝死综合征的风险是母亲不吸烟婴儿的1.94倍。

人们应警惕妊娠女性和婴儿烟草暴露导致的巨大危险，努力为新生儿创造和谐的无烟环境。

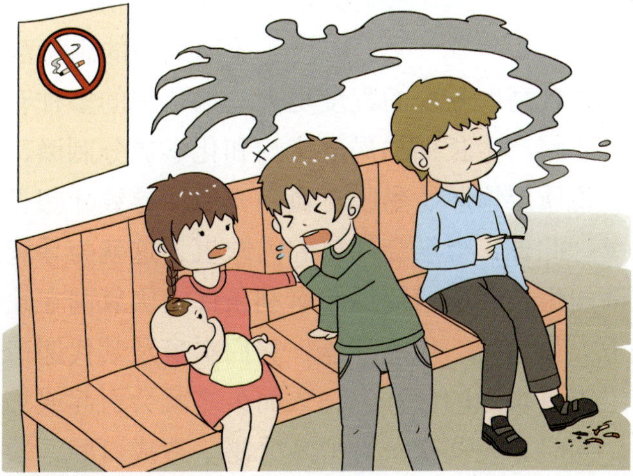

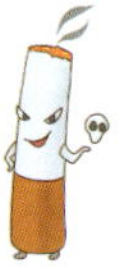

46. 吸烟会对牙齿造成什么样的损害?

很多人都以为，吸烟伤害的只是肺，但吸烟还会损坏牙齿。

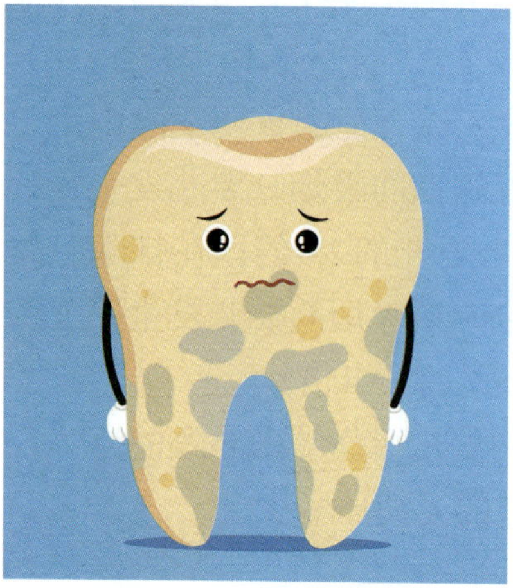

早在1958年就有研究发现，吸烟与牙周炎存在关联。之后陆续有研究发现，吸烟者牙周袋加深、牙槽骨丢失的程度都较不吸烟者更明显。近年来还有研究表明，吸烟会显著增加牙周疾病的发生风险；与不吸烟者相比，吸烟者牙周疾病的患病部位更多、牙槽骨高度减少的程度更大。烟草中的多种有害物质会对牙龈产生长期的局部烧灼和化学成分刺激，使牙龈上皮角质层增厚、黏膜下血管充血，导致牙龈长期慢性发炎。此外，吸烟会使口腔内缺氧，这就为牙菌斑中厌氧菌的生长和繁殖提供了有利条件，厌氧菌在缺氧的环境下大量繁殖、代谢旺盛，它们本身及其代谢产物对牙周组织有很强的破坏力，久而久之就会引起或加重牙周炎。同时，吸烟会减少唾液分泌，造成口腔干燥，口腔一旦缺少唾液，口腔的自洁能力会大大降低，引发口臭。

吸烟还可影响牙周炎的治疗效果。无论是在非手术治疗后，还是在手术治疗后，不吸烟者的牙周炎治疗效果均优于吸烟者。

吸烟有害健康，对肺的影响大，对口腔的影响更大，请吸烟者注意。

47. 消化道溃疡与吸烟有关吗？

很多人认为，吸烟仅对肺部有影响，不会进入胃部，对消化道疾病（如消化道溃疡）是没有影响的。

消化道溃疡是一种常见的消化道疾病，是一种发生于胃和十二指肠的慢性溃疡，病程长，复发率高，较难治愈。很多人认为，消化道溃疡是由胃酸和胃蛋白酶对消化道黏膜自身消化所形成的，但事实上胃酸和胃蛋白酶只是消化道溃疡形成的原因之一，还有其他原因亦可以导致消化道溃疡，吸烟就是其中一个非常重要的因素。

吸烟可以使胃酸和胃蛋白酶原的分泌增多，抑制胰腺分泌碳酸氢盐，从而削弱其中和十二指肠球部内酸性液体的能力。吸烟还可影响幽门括约肌的关闭功能，导致胆汁反流，破坏胃黏膜屏障，使胃排空延缓，影响胃和十二指肠的运动功能。吸烟也可影响胃和十二指肠黏膜内前列腺素的合成，减少黏液量和黏膜血流量，从而降低黏膜的防御功能。有研究发现，每天吸烟15～20支的吸烟者患消化道溃疡的风险是从不吸烟者的2.9倍。由此看出，吸烟者更易发生消化道溃疡。因此，对于消化道溃疡的治疗，不但需要药物，戒烟也不可或缺。

48. 吸烟会导致术后伤口愈合不良吗?

俗话说得好:“常在河边走,哪有不湿鞋。”虽然这句话描述得不是十分恰当,但人们在日常生活中,总会有伤到自己的情况,小到擦伤、刺伤,大到摔伤、烫伤,伤口严重时甚至需要手术。众所周知,吸烟有害健康,但是有的烟民就是无法放下手中的烟,即使刚做完手术也一样。不知各位烟民是否知道,吸烟也会影响伤口愈合。

有研究显示,吸烟会影响伤口的愈合率和质量,增加术后伤口相关并发症的发生风险。20世纪40年代开始,就有大量证据表明,吸烟对伤口愈合和组织修复有不良影响,会造成一些长期并发症的发生。例如,在择期腹壁成形术的患者中,48%的吸烟者术后发生伤口坏死、感染,而非吸烟者发生这些问题的概率仅为15%。另外,吸烟者的伤口较非吸烟者的伤口更容易发生感染,即使是一个很小的手术切口也不例外。感染会扩展到周边器官,或通过血液感染身体的其他部位。感染会阻止伤口愈合,甚至会致残和致死。此外,吸烟还可减少前列环素的合成,促进血管升压素和交感肾上腺介质的释放,使周围血管收缩,局部缺血。尼古丁还会使血液的黏滞度增加,促进血小板聚集和内皮损伤,从而增加微血栓的形成,减少微循环灌流,也可导致组织缺血。

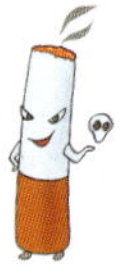

49. 吸烟会影响“颜值”吗?

曾几何时，各类影视作品中总出现吸烟的帅气男主角和风情女主角，不仅让众多低龄男孩、女孩倾心，更是争相模仿，即使被苦口婆心的健康警告包围，他们还是当作耳边风。

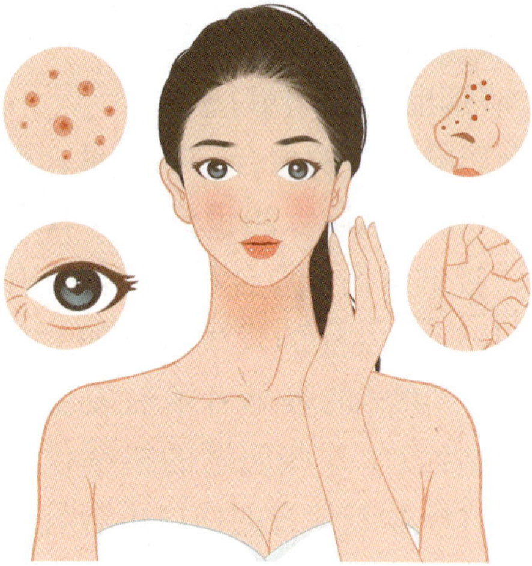

事实上，吸烟会危害皮肤健康，直接影响容颜和外观！吸烟过程中产生的毒性物质一方面可直接作用于皮肤，另一方面通过进入体内间接作用于皮肤。1856年，有科学家首次注意到吸烟者肤色更显蜡黄、晦暗，且皱纹较多。大量研究显示，吸烟与皮肤老化、瘢痕形成、过敏性皮炎、掌跖脓疱病、基底细胞癌、黑素瘤、痤疮、脱发、鳞屑病等一系列皮肤损害相关。对于绝经后女性，吸烟者的面部更容易出现皱纹，且使用雌激素替代治疗并不能降低吸烟者皮肤产生皱纹的风险。

如果吸烟者担心自己的“颜值”，请尽早戒烟。

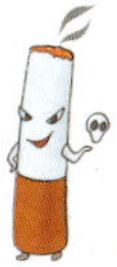

50. 吸烟是否会影响认知功能?

认知功能指的是人们在意识状态下所发生的各种精神活动，包括记忆、学习、定向、理解、判断、计算、语言、视空间功能、执行功能、分析及解决问题的能力等。认知功能是人们在接受外界信息并加工后变为心理活动，进而获取知识的过程。认知功能障碍是指认知功能中的一个方面或多个方面受到损害，形式多样，可单独出现，也可以相伴出现，主要包括感知障碍、记忆障碍、思维障碍3个方面。

据报道，烟草中的有害成分（如甲醛、亚硝胺等）对神经系统有直接损害，可导致脑细胞功能降低，甚至凋亡；吸烟可能加重动脉粥样硬化，且降低脑血管调节血流的功能，导致微循环障碍；吸烟还可能导致其他系统疾病，如高血压、冠心病、慢性阻塞性肺疾病等，加重脑细胞损伤。

有研究显示，短期内吸烟对认知功能有一定改善作用，但长期吸烟最终会损害认知功能，且开始吸烟的年龄越早，损害程度越深。对于儿童和青少年来说，其神经系统尚未发育完全，烟草对认知功能造成的伤害更严重。

51. 吸烟对青少年有哪些影响？

2020年5月31日是第33个世界无烟日，主题为“保护青少年远离传统烟草产品和电子烟”，呼吁全世界采取积极行动，保护青少年免受烟草危害。

为什么青少年更容易被吸烟诱惑？青少年常受会到诸多因素的影响而吸烟，如烟草宣传广告、影视人物、当红明星、公众人物、父母、老师等的吸烟行为。青春期是人心身发展的关键阶段，由于青少年对社会环境的适应能力差、自控力弱、身体尚未发育成熟等特点，当遇到外界的环境刺激时，不能很好地将个人的心身保持

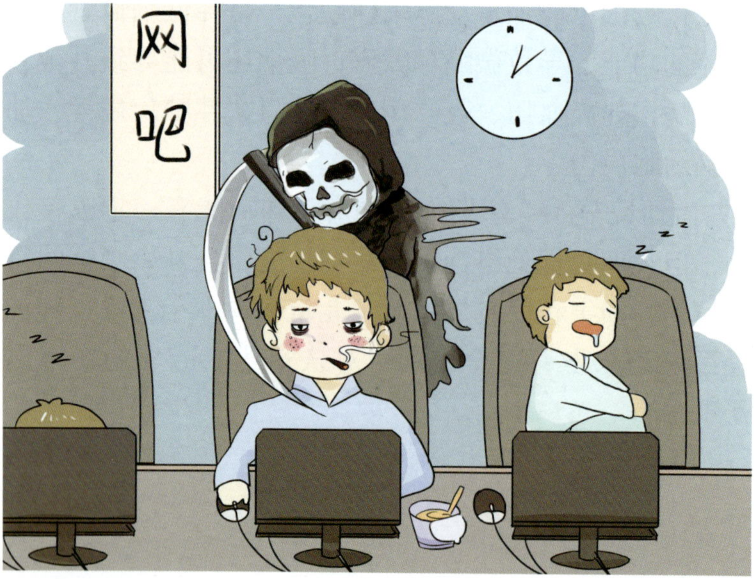

高度统一和适应。面对吸烟这个诱惑时，青少年很容易自觉或不自觉地模仿成人吸烟，同时烟草的成瘾性也会导致青少年深陷吸烟的苦海。

吸烟对青少年的伤害到底有多大？有研究表明，青少年吸烟会造成神经生理和大脑结构发生改变，可能会导致青少年终身吸烟成瘾。《中国吸烟危害健康报告》和《美国卫生总监报告：预防青少年烟草使用》明确指出，吸烟会影响儿童和青少年的肺发育，降低肺功能，增加哮喘、心脏疾病等的发生风险。

青少年是国家的未来和民族的希望，全社会要关心和呵护青少年的心身健康成长，营造良好的社会生活环境极为重要，通过严禁烟草广告，严禁向青少年推销烟草产品，科学引导青少年树立拒绝传统烟草产品和电子烟的健康理念，创建无烟家庭、无烟校园等一系列措施，来更好地保护青少年的健康成长。

52. 二手烟如何伤害儿童?

在我国，吸烟群体数目巨大，吸烟导致的健康威胁已经影响到每个人，孕妇、儿童等不吸烟群体也间接地被烟草侵蚀健康。

目前，已有充分的证据表明，二手烟暴露可严重危害儿童的健康。与二手烟暴露相关的儿童健康问题包括中耳炎、呼吸系统症状、肺功能受损，以及呼吸道疾病等。

有研究指出，父母吸烟导致儿童患急性中耳炎的风险是父母不吸烟儿童的1.0 ～ 1.5倍；父母中任何一方

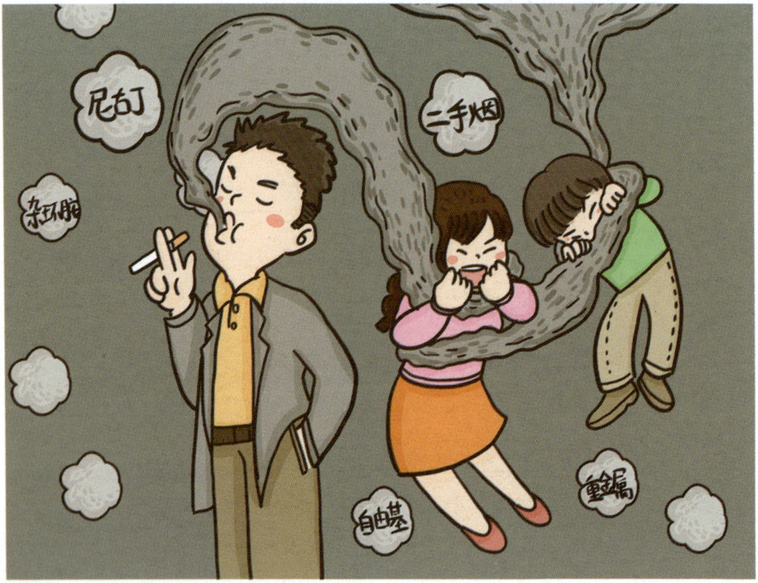

吸烟，儿童患复发性中耳炎的风险是父母不吸烟儿童的1.3倍；父母每天的吸烟量越大，儿童患急性中耳炎的风险越高，父母中任意一人每天吸烟1～9支、10～19支和≥20支的儿童患急性中耳炎的风险分别是父母不吸烟儿童的1.6倍、2.6倍和3.3倍。

对于儿童的呼吸系统和肺功能，有研究显示，母亲在分娩后吸烟会导致婴儿气道的传导率降低，提示出生后暴露于二手烟会影响新生儿肺部的生长发育和肺功能。还有研究发现，出生前无二手烟暴露但出生后家庭中有吸烟者的儿童，其0.2～0.7秒用力呼气容积也比无二手烟暴露的儿童低2.8%。二手烟暴露可导致儿童的肺功能下降，出生前和出生后存在二手烟暴露均可促使儿童发生气道高反应。

对于呼吸道疾病，有研究显示，父母中任何一人吸烟，儿童患上呼吸道疾病、下呼吸道疾病的风险为父母不吸烟儿童的1.5倍、1.6倍；母亲吸烟对儿童的影响更大，母亲吸烟的儿童患上呼吸道疾病、下呼吸道疾病的风险为母亲不吸烟儿童的1.7倍、1.6倍。

更重要的是，和吸烟一样，二手烟暴露的危害具有滞后性，受二手烟暴露影响的儿童在未来将承受的吸烟危害会远超出中老年人。如果不对该情况加以有效控制，可以预计未来几十年我国吸烟相关的各大慢性疾病导致的负担将继续上升。请关爱儿童健康，拒绝二手烟！

53. 吸电子烟就安全了吗?

电子烟是一种模仿卷烟的电子产品，有与卷烟类似的外观、烟雾、味道和体验，大多由烟液（含尼古丁、香精、溶剂丙二醇等）、电源、雾化部件和控制单元等构成，在电源供电和控制单元的作用下，烟液受热雾化后形成烟雾和可吸入的气溶胶，从而产生与使用卷烟相似的体验。当前市场上的电子烟外观鲜艳，款式新颖，从一开始出现，就声称是“安全的烟草替代品”，但电子烟真的安全吗?

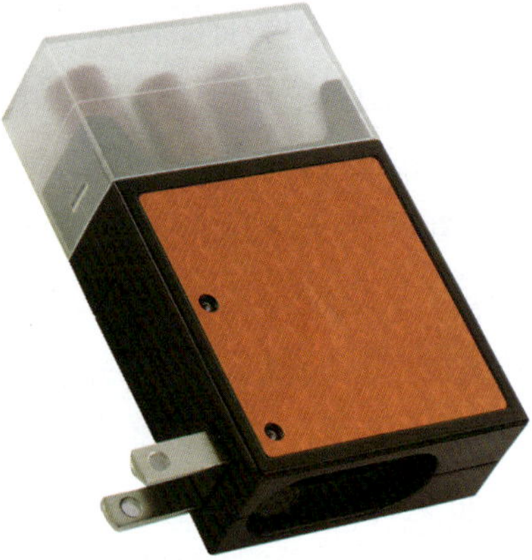

有研究发现，电子烟的烟液中含有甲醛、乙醛等羰基化合物。众所周知，甲醛具有极强的致癌性，并且会抑制呼吸道上皮细胞纤毛的运动，进而对呼吸道产生损害。还有研究发现，随着烟液温度的升高，甲醛、乙醛等羰基化合物的浓度明显增加。此外，电子烟的烟液中检出了烟草特有的亚硝胺，其中N-亚硝基降烟碱、4-（甲基亚硝胺基）-1-（3-吡啶基）-1-丁酮被世界卫生组织国际癌症研究机构列为Ⅰ类致癌物。

电子烟的气溶胶中也含有有毒物质。气溶胶中可检出如锡、铜、镍、砷、铜等重金属元素，随着重金属元素在人体内的累积，可对健康造成损害，尤其是神经系统。虽然电子烟气溶胶的纳米粒子质量很小，但吸入肺内后对健康的危害可能更大。此外，电子烟气溶胶中的羰基化合物含量与电子烟中加热圈的温度呈正相关，随着加热线圈温度的升高，气溶胶中羰基化合物的浓度也升高。

电子烟的烟雾具有细胞毒性。暴露于电子烟烟雾中的细胞更容易发生DNA损伤和死亡。电子烟的气溶胶中含有丁二酮和2,3-戊二醇，可以损伤正常人支气管上皮细胞纤毛的功能，并且下调与纤毛相关的基因表达。2011年10月，美国国家职业安全卫生研究所发布的《丁二酮和2,3-戊二酮职业暴露的推荐性标准（草稿）》明确指出，长期接触此类物质可对人体健康，尤其是肺部健康造成损害。另外，有研究者发现，电子烟的烟液和气溶胶对人体的肺成纤维细胞、肺上皮细胞（A549）和人胚胎干细胞具有明显的细胞毒性，且不同品牌、口味的电子烟均具有细胞毒性，可导致细胞凋亡、细胞损伤等，人们应该认识到电子烟可对健康产生损害的事实。

请大家远离电子烟，远离危害！

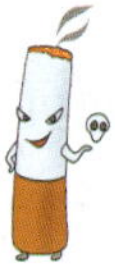

54. 电子烟的“香味”有什么危害?

近年来，青少年使用电子烟的数量呈明显的上升趋势，其中一个重要原因是电子烟中添加了不同口味的调味剂，如薄荷味、水果味等，大大增加了对青少年的吸引力。

市场上可以见到各种各样的电子烟调味剂，但这些调味剂的成分不明确。制造商通常不会给出调味剂的配方，宣称这是“商业机密”。有的制造商会标出这些调味剂是食品级的，或是安全的添加剂，但这是食用的标准，将这些调味剂吸入肺中又是另一回事了。有研究显示，电子烟调味剂加热后可产生有害物质。有研究者对含有不同品种调味剂和浓度的电子烟进行检测，结果显示，电子烟烟雾中产生的自由基类物质与调味剂的浓度呈正相关，且随着调味剂浓度的增加，自由基的释放量也随之增加，而自由基可对身体健康造成损害。

自由基具有很强的氧化性，在人体内会引发氧化应激，而氧化应激在炎症发生、内皮功能障碍、脂质异常和血小板激活等病理过程中发挥重要作用。当前，大众对电子烟中自由基产生的危害认识严重不足，特别提醒人们，应科学认识电子烟中调味剂等成分对人体产生的影响。

当前，电子烟在市场上十分流行，“水果烟”等新奇口味和时尚的外观使电子烟诱惑力十足，越来越多的女性和未成年人正在成为电子烟的消费群体。事实上，烟草行业早就生产过薄荷口味的卷烟等，如今电子烟再次故技重施，人们一定要擦亮双眼，不要上当，远离任何形式的烟草，包括电子烟。

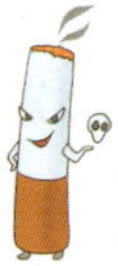

55. 电子烟对青少年有哪些危害？

目前，电子烟在不断进行更新换代，且外包装和口味也越来越具有吸引力，导致青少年群体的使用率呈现迅速上升的趋势。2019年，美国对青少年的最新调查结果显示，高达27.5%的高中生承认当前正在使用电子烟。我国《2019年中国中学生烟草调查》的结果显示，初中学生的电子烟现在使用率为2.7%，高中学生为2.2%，职业学校学生为4.5%。

那么电子烟对青少年的诱惑到底有多大？目前普遍认为，电子烟中的调味剂是吸引青少年尝试电子烟的重要原因之一。2019年，美国对青少年的最新调查结果显示，在目前使用电子烟的青少年中，约有72.2%的高中生和59.2%的初中生使用了含有调味剂的电子烟，其中水果味、薄荷味、糖果味非常常见。另一项调查中，75%的青少年被调查者表示，如果电子烟没有添加不同口味，他们就不会再使用这些产品。此外，电子烟的“香味”和包装上的卡通图案亦会增加儿童误食电子烟烟液的可能，既往曾报道过多起因儿童误食电子烟烟液导致中毒和伤亡的事件。更重要的是，电子烟对青少年的健康危害巨大。

有研究表明，青少年使用电子烟后，将来成为卷烟使用者的风险是从不使用电子烟者的2倍多；除了会吸引青少年使用卷烟外，电子烟本身亦会对青少年的心身健康和成长造成不良影响。电子烟中的尼古丁会对青少年的大脑发育产生伤害，且这种影响会一直持续到25岁左右。此外，青少年使用尼古丁也会对注意力、学习、情绪波动和冲动控制产生危害。

青少年是国家的未来和民族的希望。人们应呵护青少年的心身健康，营造良好的社会生活环境，陪伴他们健康成长。

56. 尼古丁是什么？会致癌吗？

说到尼古丁，有人可能会联想到“上瘾”“可怕”“有毒”，但事实并非如此。尼古丁是一种存在于茄科植物（包括烟草）中的生物碱。人们在吸烟时，同时也吸入了尼古丁，尼古丁被吸入后经由血液传送，通过血脑屏障，平均只需要10秒即可到达脑部，促使大脑产生令人感到愉悦和兴奋的多巴胺及其他神经递质。客观来讲，尼古丁确实具有成瘾性和依赖性，吸烟容易上瘾在很大程度上确实是尼古丁造成的。

因此，部分公众把尼古丁和烟草画上了等号，认为“吸烟有害健康”的罪魁祸首就是尼古丁。“尼古丁可以致癌”“尼古丁有剧毒”“一包烟中的尼古丁可以杀死一头牛，更不必说人类”等各种说法不一而足。但实际上，这些说法和科学事实是有出入的。

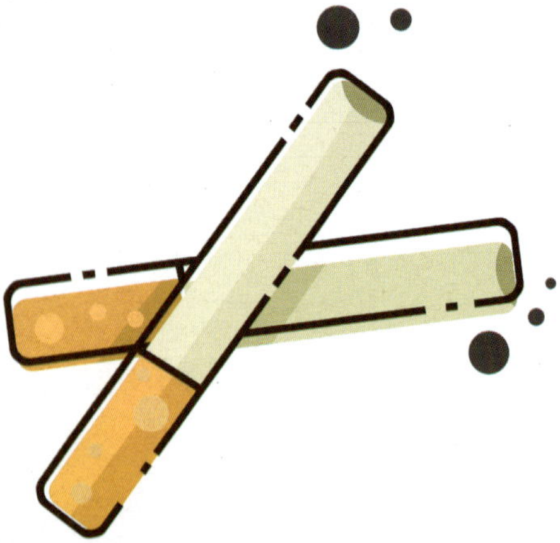

2014年，《美国卫生总监报告》指出，尚无证据表明尼古丁致癌。美国食品药品监督管理局也在2017年明确指出，尼古丁与癌

症无直接的因果关系。在世界卫生组织国际癌症研究机构发布的致癌物分类索引中，尼古丁并没有被分在对人类有致癌威胁的1～3组中。目前，与尼古丁相关的研究均表明，尼古丁不会导致人类发生癌症。

此外，作为临床的一线戒烟药物，尼古丁替代疗法药物以尼古丁作为主要成分。已有大量临床研究证实，尼古丁替代疗法药物安全、有效。同时，尼古丁替代疗法药物已加入世界卫生组织的基本药物目录，获得了世界卫生组织的认可和推荐。

公众应该正确认识尼古丁与癌症的关系，尼古丁并不等同于烟草，目前尚无充分的证据表明尼古丁暴露与癌症存在因果关系。人们要将尼古丁与烟草区分开来，客观科学评估尼古丁对健康的影响。

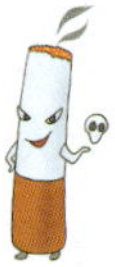

57. 尼古丁会对胎儿和青少年的健康造成哪些不良影响？

由于尼古丁很容易透过胎盘屏障，故胎儿如果在母亲体内接触到尼古丁，会导致其血液中的尼古丁浓度比母体血液中的尼古丁浓度高15%，羊水中的尼古丁浓度会比母体血液中的尼古丁浓度高80%，使胎儿大脑处在高水平的尼古丁中，从而引起神经系统等发生一系列改变。2014年，《美国卫生总监报告》指出，尼古丁暴露可对胎儿的健康产生不利影响，如导致早产或死产。多项研究表明，尼古丁对胎儿先天畸形、胎儿生长受限、围产期死亡和婴儿猝死综合征具有一定影响。

对于青少年，由于大脑控制认知、情感和奖励的边缘系统此时还未完全发育成熟，容易受到尼古丁的影响，烟碱型乙酰胆碱受体会异常激活，导致神经元信号传导发生持续变化。有研究表明，青春期尼古丁的慢性暴露会导致青少年在学习和认知过程中产生长期缺陷，如注意力和记忆力下降、冲动和焦虑增多；青春期尼古丁暴露可增强对药物滥用和奖励的行为易感性，增加可卡因、酒精等物质的成瘾可能。

2020年，世界无烟日的主题为“保护青少年远离传统烟草产品和电子烟”，人们有责任保护胎儿和青少年免受烟草及尼古丁相关产品的伤害。

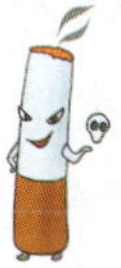

58. 烟草成瘾是疾病吗?

吸烟者吸烟时，尼古丁会在10秒内迅速随着血液进入吸烟者的大脑中枢，与大脑内的尼古丁受体结合，刺激多巴胺的急剧、短期释放，而多巴胺可以让人产生欣快感。但这种作用很快就会消失，从而使吸烟者在不吸烟时产生烦躁不安、易怒等反应，随之本能的渴望就是再次吸烟，这就是烟草成瘾。

烟草成瘾不是一种行为习惯，而是一种慢性疾病，其在《国际疾病分类》（ICD-10）中的编码为F17.2。烟草成瘾是造成吸烟者持久吸烟的重要原因。参照ICD-10中关于药物成瘾的诊断条件，烟草成瘾的临床诊断标准为在过去1年内体验过或表现出下列6项中的至少3项：①强烈渴求吸烟；②难以控制吸烟行为；③当停止吸烟或减少吸烟量后，有时会出现戒断症状；④出现烟草耐受表现，需要增加吸烟量才能获得过去吸较少量即可获得的吸烟感受；⑤为吸烟而放弃或减少其他活动及喜好；⑥不顾吸烟的危害而坚持吸烟。

影像学研究发现，烟草成瘾患者大脑的结构和功能会发生改变，表现为灰白质萎缩，额叶、颞叶和边缘叶神经活动异常，岛叶相关脑区功能连接显著降低，证明烟草成瘾是一种慢性疾病，病变部位在大脑。

尽管烟草对健康的危害已被充分证实，但很多吸烟者明知道吸烟有害，仍“照吸不误”，部分烟草成瘾者甚至在罹患吸烟相关疾病后仍不能戒烟，有些吸烟者想戒烟，但却不会选择去医院就诊。究其原因，就是他们并未建立起“烟草成瘾是一种疾病，需要治疗”的观念。

社会应重视烟草成瘾，推进烟草成瘾规范化诊治有助于从根本上降低吸烟所致疾病的发生风险。只有全社会重视烟草成瘾，吸烟者才会越来越少，烟草成瘾患者才会越来越少。

第2章

戒　烟

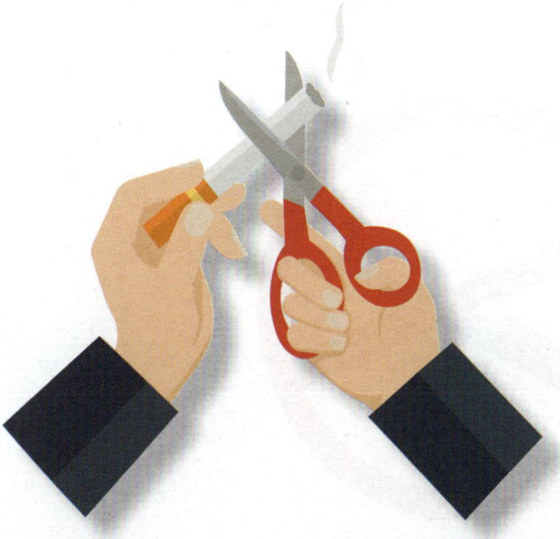

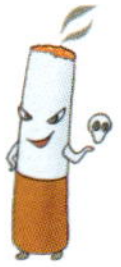

59. 戒烟后身体会发生哪些变化?

当吸烟者开始戒烟后，身体会随着戒烟时间的延长发生相应变化。

戒烟2小时后，尼古丁从体内排出。戒烟6小时后，心率减慢，血压略微发生变化。戒烟24小时后，一氧化碳从体内排出。戒烟48小时后，呼吸道的纤毛开始恢复运动，清除气道中的黏液，使肺更加清洁。戒烟3个月后，肺功能改善，戒烟者不会感到气短，生殖健康改善，生育能力开始恢复。戒烟6个月后，咳嗽症状减少。戒烟1年后，心肌梗死的发生风险下降50%。戒烟10年后，肺癌的发生风险下降50%。戒烟15年后，死亡风险降至与不吸烟者相同。

请广大吸烟者早日戒烟！

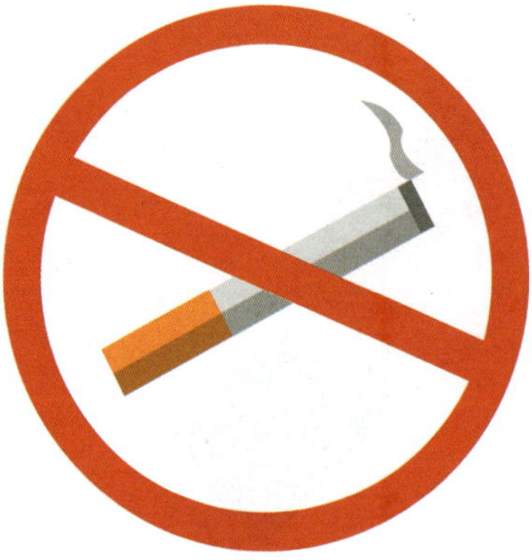

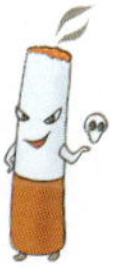

60. 戒烟有哪些健康获益?

戒烟可以明显降低吸烟者的死亡风险，且戒烟的持续时间越长，死亡风险越低。更重要的是，任何年龄戒烟均可获益，早戒烟者比晚戒烟者的预期寿命延长。著名的英国男性医生研究发现，与不吸烟者相比，吸烟者的平均寿命约减少10年，而60岁、50岁、40岁和30岁时戒烟可分别赢得约3年、6年、9年和10年的预期寿命，并且与持续吸烟者相比，戒烟者更少伴有疾病和残疾。

吸烟者每吸1支烟，都在伤害身体健康。有研究发现，与不吸烟者相比，每天吸1支烟者罹患心脑血管疾病、呼吸系统疾病、恶性肿瘤的风险均明显增加。没有安全的吸烟水平，吸烟者的目标应该是戒烟而不是减量。

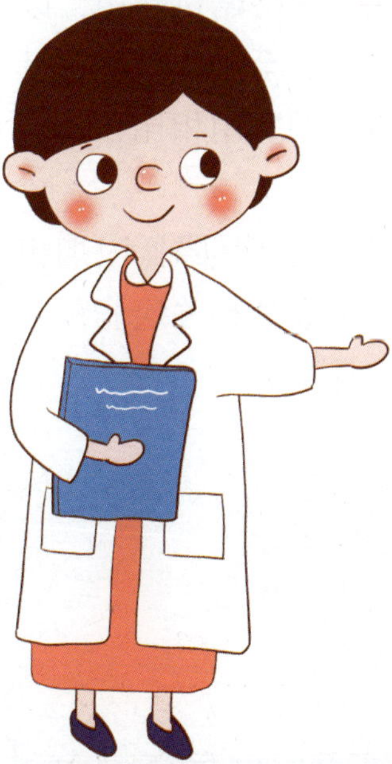

正所谓“戒比不戒好，早戒比晚戒好”，只要吸烟者有戒烟的决心，随时都可以加入戒烟者的行列。拒绝烟草，远离危害，戒烟一定会给身体带来益处，请吸烟者开始行动吧!

61. 戒烟有哪些经济获益？

吸烟者戒烟后，不但可降低恶性肿瘤、呼吸系统疾病、心脑血管疾病等的发生风险和死亡风险，而且可免除购买烟草制品的费用。例如，对于一位烟龄20年、每天吸一包烟的吸烟者来说，一包烟25元，1个月就要花费750元，1年多达9000元，20年就是18万元。如果把这笔费用省下来投资，不仅有益身体健康，还能获得不少利息。

更重要的是，戒烟可以获得长期的经济收益和工作收益，包括降低医疗成本和人寿保险赔付费用，以及减少旷工数量、提高生产能力等。至于戒烟过程可能付出的戒烟药物等花费，和吸烟的费用相比，几乎可以忽略不计。

因此，请吸烟者深刻认识到，戒烟是降低吸烟相关疾病发生风险和死亡风险、改善吸烟相关疾病预后的最根本手段，任何时候戒烟均有益处。

62. 如何科学戒烟?

对于未成瘾的吸烟者来说，可以依靠毅力戒烟，但是对于罹患烟草成瘾的患者来说，寻求专业的戒烟帮助有助于提高戒烟的成功率。

目前，科学有效的戒烟方法包括心理干预、行为疗法及戒烟药物等综合方案，可以有效提高戒烟的成功率。

吸烟者在戒烟前通常需要做一些准备工作，如给自己设定戒烟日，戒烟日一般在开始戒烟的2周内；同时告诉家人、朋友和同事，自己已经决定戒烟，取得他们的理解和支持；要了解在戒烟中可能出现的问题，特别是在最初几周内可能出现的问题或困难，如尼古丁戒断症状等；处理掉身边与吸烟有关的全部物品，使自己的家中或办公室成为无烟环境等，为接下来的戒烟做好充分准备。如果吸烟者在戒烟的过程中遇到困难，也可前往戒烟门诊就诊，寻找专业的戒烟指导和治疗，或扫描封底“在线戒烟”二维码参加在线戒烟活动，或拨打全国专业戒烟热线“4008085531”寻求帮助。

63. 使用戒烟药物能成功戒烟吗？

我国有3亿多烟民，保守估计，我国烟草成瘾的患者人数过亿。戒烟对于许多烟草成瘾患者来说很困难，现今已有多种戒烟药物可以帮助戒烟人群提高戒烟的成功率。那么戒烟药物靠谱吗？

我国《中国临床戒烟指南》（2015年版）与美国《成人烟草依赖的药物治疗：美国胸科学会官方临床实践指南》（2020年版）均指出，戒烟药物可以缓解戒断症状，明显提高戒烟的成功率，为吸烟者戒烟开出一道“良方”。

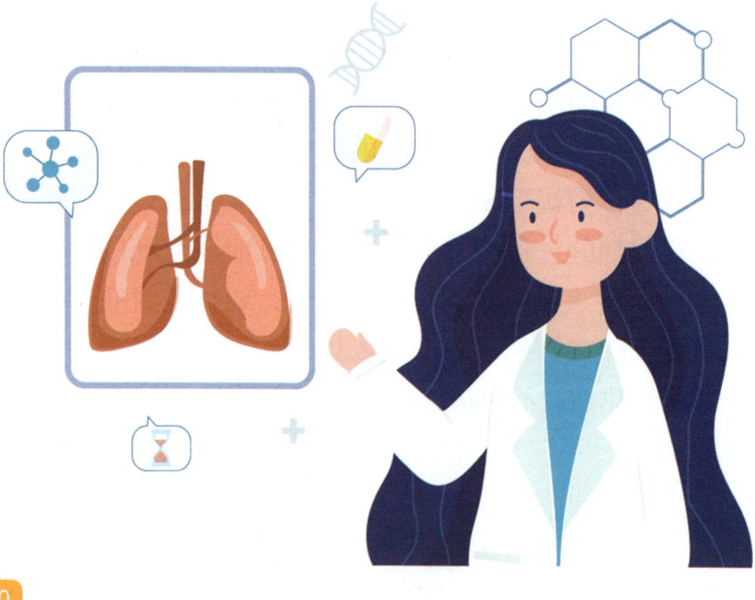

当前，一线的戒烟药物主要有尼古丁替代疗法药物、酒石酸伐尼克兰、盐酸安非他酮等。尼古丁替代疗法药物包括尼古丁贴片、咀嚼胶、含片等，不同剂型在戒烟的疗效方面无显著差异，戒烟者可以根据自己的意愿选择。作为非处方药，尼古丁替代疗法药物可以在药店或医院买到，使用前戒烟者可以咨询专业医生，在其指导下使用可使戒烟的成功率提高至少1倍以上。酒石酸伐尼克兰和盐酸安非他酮是处方药物，戒烟者需要戒烟医生开具处方及在其指导下使用。这2种处方药物同样可以有效提高戒烟的成功率。

此外，对于还未准备戒烟的吸烟者，仍然推荐使用药物治疗，而非等待吸烟者自己准备戒烟。

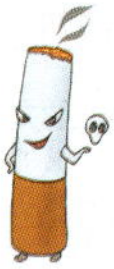

64. 尼古丁替代疗法药物会让人成瘾吗？

尼古丁替代疗法药物的主要治疗原理是通过提供低剂量缓释的尼古丁，以缓解戒断症状。该方法先使吸烟者解决烟草成瘾在生理方面的问题，再通过有效的步骤使吸烟者逐步降低尼古丁的摄入量，有效降低吸烟者对吸烟的渴求度，帮助吸烟者戒烟。

其实，早在1999年的世界无烟日，世界卫生组织前总干事布伦特兰就对尼古丁替代疗法药物做出了充分肯定，即尼古丁替代疗法药物，如尼古丁咀嚼胶、尼古丁贴剂、尼古丁喷鼻剂及尼古丁吸入剂，可以使戒烟成功率增加1倍。

由于吸收的路径不同，尼古丁替代疗法药物释放的尼古丁无论是在速度方面还是在浓度方面，都远低于卷烟，故使用者不会对尼古丁替代疗法药物成瘾。临床研究证明，在推荐剂量的范围内，尼古丁替代疗法药物不会导致任何严重的不良反应，且有助于减轻吸烟者的成瘾行为和各种戒断症状。

需要提醒吸烟者，如果已决定使用尼古丁替代疗法药物戒烟，应在戒烟医生的指导下使用，以达到更好的戒烟效果。

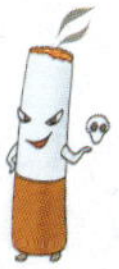

65. 听说使用戒烟药物会让人产生自杀念头，是真的吗？

有人说：“我看新闻报道，有戒烟者吃了戒烟药物自杀身亡，还有人服药后产生了精神问题，戒烟药是不是不安全啊？”

实际上，这个戒烟药物指的是酒石酸伐尼克兰。2009年，美国食品药品监督管理局在酒石酸伐尼克兰的产品标签中增添了黑框警告，强调该药的严重神经精神事件风险。

为了验证酒石酸伐尼克兰的安全性，一项大型随机、双盲、安慰剂对照研究在全球16个国家140个医疗中心招募8144例患者，结果发现，与安慰剂相比，使用酒石酸伐尼克兰后，在焦虑、抑郁、情感异常、敌意、激动、侵害、妄想、幻觉、伤害他人、癫狂、惊恐、易怒等复合终点上，用药组与安慰剂组未见显著差异。基于该研究的结果，2016年12月，美国食品药品监督管理局批准更新酒石酸伐尼克兰的药品标签，移除黑框警告。此外，后续的研究也同样证明戒烟药物安全有效，且延长戒烟药物的治疗期可进一步提高长期戒烟的成功率和预防复吸。

戒烟药物对人体安全有效，人们无须担心戒烟药物的安全性。

66. 为什么有些人戒烟要到戒烟门诊？

戒烟门诊是对吸烟者进行专业化戒烟治疗的一种有效途径和方式，主要是帮助经过简短戒烟干预治疗效果不佳或自愿进行强化戒烟治疗的吸烟者。目前，至少已有数百万吸烟者通过戒烟门诊成功戒烟。

当吸烟者来到戒烟门诊就诊时，具有专业技能的戒烟医生会对就诊者进行多方面评估，包括个人基本情况、吸烟情况、烟草成瘾程度、之前的戒烟尝试、戒烟原因和意愿等，然后根据相关戒烟指南推荐的方法，根据戒烟者的个体情况制定个性化的戒烟治疗方案。同

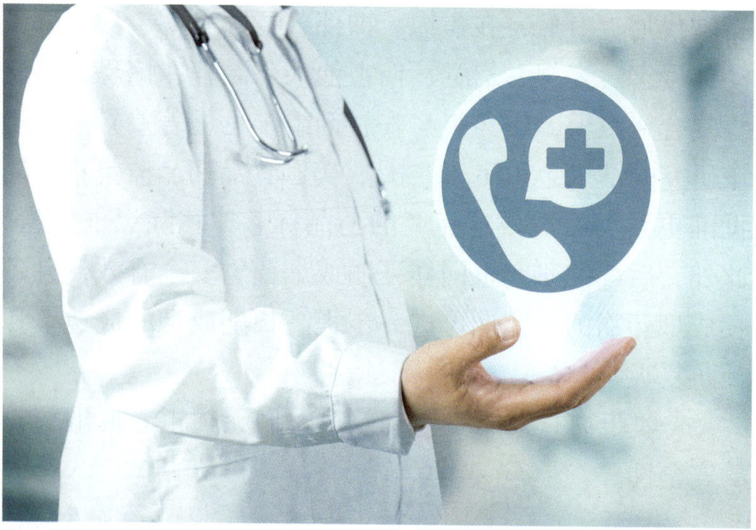

时，戒烟医生会进行定期跟踪、随访戒烟者的戒烟情况，帮助戒烟者解决戒烟过程中遇到的问题等，有效提高戒烟的成功率。

此外，戒烟门诊可进行呼出气一氧化碳检测，可通过显示吸烟者呼出气体中的一氧化碳值，使吸烟者客观认识到吸烟的危害。戒烟者在戒烟的过程中，呼出气体中的一氧化碳浓度降低，其可观察到戒烟带来的健康益处，增强戒烟决心。

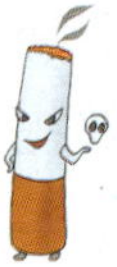

67. 茶烟是“健康烟草”吗？茶烟能戒烟吗？

茶烟，顾名思义就是茶和烟的结合，是将茶叶全部或部分代替烟丝，或将茶叶提取液添加到烟丝中，或将茶叶添加到卷烟滤嘴中制成茶质滤嘴等，号称能“降低”卷烟中的有害物质，提高卷烟吸食“安全性”的产品。

用茶叶制成的卷烟是“安全烟草”或“健康烟草”吗？事实并非如此，所谓的茶烟只是在卷烟中添加了茶叶、茶叶提取液，或在滤嘴及卷纸上使用了茶叶成分等，茶烟中烟的有害物质依旧存在，依旧可对人体健康造成危害。有的茶烟甚至声称“不含尼古丁”，但由于茶中的一些成分经加热后所产生的气体被人体吸入，以及烟草燃烧产生的烟雾中的有害物质依然存在，故茶烟依旧会对机体产生相应损害。茶烟是“健康烟草”的观点没有充分的科学依据。

那么茶烟能戒烟吗？吸烟可以导致成瘾，烟草中导致成瘾的物质是尼古丁，尼古丁呈脂溶性，被吸入肺部后能够迅速透过肺泡膜进入肺毛细血管的血液中，并在数秒内到达中枢神经系统，作用于大脑内的尼古丁受体，而这种药物代谢动力学特点不仅使尼古丁的精神效应最大化，而且容易导致成瘾。吸烟成瘾在医学上是一种慢性疾病。茶叶中不含尼古丁，但烟草中一般含有尼古丁。无论是否含有尼古丁，茶烟中烟草的有害物质依然存在，会对身体造成危害。目前，针对“茶烟帮助戒烟”的说法没有充分的科学依据。

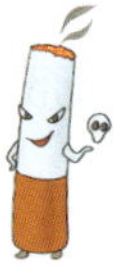

68. 低焦油卷烟是骗局吗？

随着越来越多的人意识到吸烟危害健康这一科学结论，烟草公司为了维护其商业利益及应对公众对烟草的健康恐慌，近几十年来提出了“降焦减害”的口号，推出“低焦油卷烟”，并宣称“低焦油等于低危害”，欺骗了许多吸烟者。

事实上，无论是高焦油卷烟还是低焦油卷烟，只要是烟草制品，在燃烧的过程中都会产生大量有害物质。焦油含量降低不代表致癌物含量也降低。毒理学研究证明，焦油量下降时，焦油中的某些强致癌物并未减少，如亚硝胺类物质、稠环芳烃等，故降低卷烟的焦油含量不能减少烟草对健康的危害。美国国家癌症研究所对90多万30岁以上的男性进行研究发现，与每支焦油含量为15～21 mg的卷烟相比，每支焦油含量＜14 mg的卷烟并没有显著降低吸烟者罹患肺癌的风险。此外，荷兰的一项研究表明，使用低焦油卷烟会造成吸烟者深吸和吸入量增加，可能导致肺腺癌的发生率上升。

市场上还有一些低尼古丁烟或不含尼古丁的烟，吸这种烟往往会导致“补偿吸烟现象”。因为尼古丁的含量降低后，吸烟者为了维持体内的尼古丁浓度，会采取“补偿行为”，吸得更多。随着吸烟次数和吸烟量的增加，吸入烟草中的其他有害物质也会增加。

不要怀疑，所有的烟草制品，包括“低焦油卷烟”，都会严重危害身体健康。要想降低烟草相关疾病的发生风险，最好的办法就是不吸烟者坚决不吸烟，已吸烟者尽早戒烟。

69. 戒烟进入了移动时代，大家知道吗？

移动健康技术是通过移动通信技术（尤其是短信息和智能手机应用程序）来提供医疗服务和信息的一种新兴技术，目前在艾滋病、结核病和妇幼保健项目中已得到充分应用，并取得了良好效果。

与传统的医疗模式相比，移动健康技术可丰富并拓展现有的患者治疗与管理模式，为患者管理提供监测、监督、考核、评估的便捷手段，在一定程度上可弥补医疗资源不足、交通不便利等带来的问题，同时降低医疗费用。

“在线戒烟网”由中日友好医院、世界卫生组织戒烟与呼吸疾病预防合作中心和中国戒烟联盟共同设立，并请世界卫生组织提供技术支持和指导，旨在为吸烟人群提供最新的相关科学知识及戒烟方法，帮助吸烟人群戒烟。吸烟人群还可以关注“在线戒烟”微信公众号（请扫描二维码），参加在线戒烟活动。如果吸烟人群有任何问题，可以拨打全国专业戒烟热线“4008085531”，有经过培训的专业热线咨询人员会提供帮助。

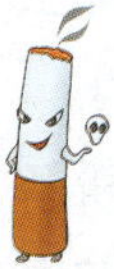

70. 怎样才算戒烟成功?

烟草成瘾不是一种行为习惯，而是一种慢性疾病。由于“烟瘾”，一般情况下，戒烟者在戒烟初期会产生一些戒断症状，这些戒断症状在停止吸烟后数小时便开始出现，在戒烟最初的14天内症状最明显，之后逐渐减轻，直至消失。大多数戒烟者的戒断症状会持续存在约1个月，但部分戒烟者对吸烟的渴求可能会持续1年以上。因为烟草中的尼古丁能够消除戒断症状，戒烟者往往会在出现戒断症状后复吸，破坏整个戒烟过程，从而使戒烟功亏一篑。

临床上，吸烟者的戒烟历程是这样的：一开始，处于思考前期的吸烟者不想戒烟；随着对吸烟危害性认识的加强，吸烟者会进入思考期，这一阶段的吸烟者往往处于进退两难的境地，一方面认识到应该戒烟，另一方面仍难以割舍下手中的烟；经过一段时间的思考，吸烟者将进入准备期并开始计划戒烟；接着他们把戒烟付诸实践，进入行动期；紧随着的是维持期，在这一阶段，戒烟行为会得到巩固，如果维持期持续下去，他们将戒烟成功；如果这种巩固不能维持下去，吸烟者将进入复吸期，之后会再次回到思考期。

有研究报道，戒烟者一般要1年以上完全不吸烟，才算戒烟成功。因此，戒烟是一个完整的过程，不能简单理解为“戒”或“没戒”，而是递进的、阶段性的成功，戒烟时间越长，戒烟成果越稳定。多数戒烟者都会经历戒烟过程中的不同阶段，最终才会实现完全戒烟。

每个吸烟者都应朝着长期戒烟的目标努力，不断解决戒烟过程中的各种问题。如果靠毅力戒烟难，吸烟者可拨打全国专业戒烟热线“4008085531”或到戒烟门诊寻求帮助。吸烟者要坚定地相信，戒烟是能够成功的，戒烟计划启动越早、持续时间越长，个人的健康获益就越大。